Inhalt

Vorwort   5
Einleitung   7
Grundlagen gesunder Ernährung   12
Gemüse – aus dem eigenen Garten   19
Gemüse – gut gegen Eisenmangel?   20
Salat – täglich frisch auf den Tisch   21
Salate – aus dem Gewächshaus   26
Schadstoffrückstände im Gemüse   30
Sprossen und Keime   34
Kartoffel – Sonderstellung im Gemüse   38
Die Hülsenfrüchte   44
Heil- und Gewürzkräuter   46
Haltbarmachung vom Gemüse   53
Es bleibt dabei   61

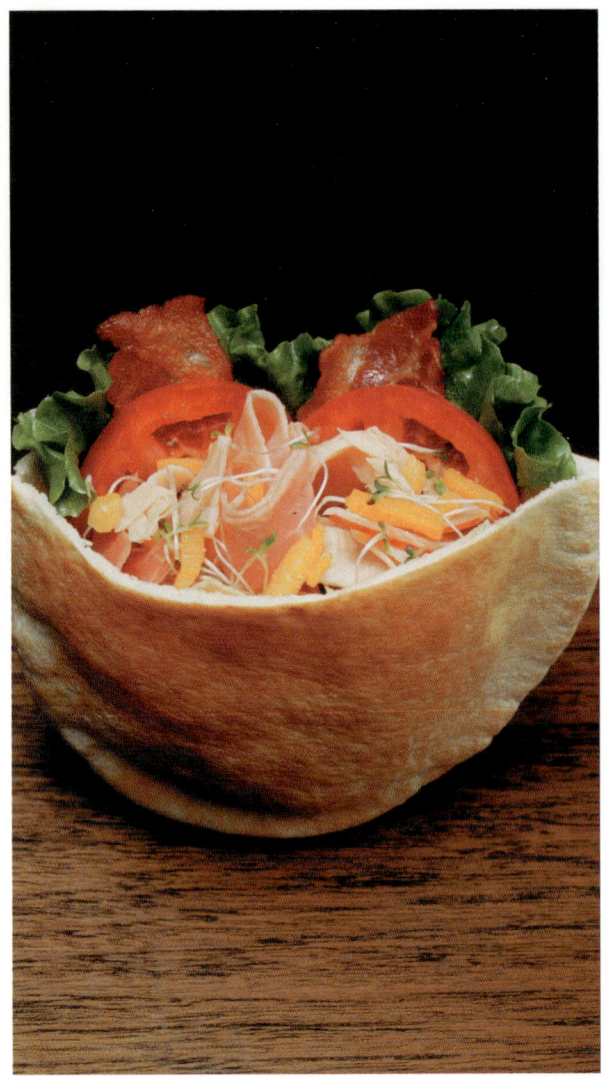

Vorwort

Ein Blick in die »Welt der Medien« macht es deutlich: An Gesundheit und Ernährung ist heute jeder interessiert. Zeitungen und Zeitschriften, Rundfunk und Fernsehen reagieren darauf und bringen Tips und Tricks zu Ernährung und Fitneß, Ratschläge und Diäten, als »allerneuste Erkenntnisse der Wissenschaft«, wie es heißt.

Wer aber sagt uns, was davon stimmt?

Wenn die eine Seite »natürliches Obst« bereits für »sehr bedenklich« erklärt, während die andere es vielleicht für »völlig unbedenklich« hält … Wer da nicht gewohnt ist, gleich mehrere gute Bücher über Ernährung zu lesen und sich selbst seine Meinung zu bilden, hat wenig Chancen, an wirklich brauchbare Information heranzukommen.

Genau da setzt die EDITION »Gesund & fit« an. In handlichem Format – wertvolles Wissen, praktisch erprobt, leserfreundlich und doch konzentriert, mit einladenden Bildern und dennoch preiswert. So sollte »Gesund & fit« sich als Geschenk ebenso eignen wie zum Selberlesen.

Rudolf Kring, geb. 1937 in Siegen, ein Praktiker unter den Experten auf dem Gebiet christlicher Gesundheitslehre, natürlicher Ernährung und schöpfungsgemäßen Lebensstils, ist bereits seit Jahren durch seine vielen Vortragsreisen, Presse, Rundfunk und Fernsehen bekannt. Er gilt als vorzüglicher Beobachter schöpfungsgemäßer Zusammenhänge, die er anhand des »Buchs der Bücher« konsequent aufschlüsselt und als leicht nachvollziehbare, nutzbringende, praktische Ratschläge für seine Leser erschließt.

Sie liegen jetzt erstmals in der auf mehrere Bände angelegten Edition »Gesund & fit« in Buchform vor. Dazu erscheinen im ERF Südtirol Audiokassetten.

Der Herausgeber

Gemüse steht uns in unserer Wohlstandsgesellschaft heute das ganze Jahr über reichlich zur Verfügung, als Frischgemüse, Gemüse aus alternativem Anbau, aus dem eigenen Garten, aus Gewächshäusern, Gemüse in Dosen, Gläsern, aus klimatisch günstigen Gegenden oder heimisches Gemüse.

Möhren, Zwiebeln, Bohnen, Erbsen, Salate, Rettich, rote Bete, Spinat, Spargel, Tomaten, Zucchini, Gurken, Knoblauch, Kohl, Auberginen und Artischocken, Sellerie und Paprika. Alles Gemüsesorten, die wir kennen und in unserer Küche sicher auch schon verwendet haben. Für bestimmte Vitamine und Mineralstoffe sind einige dieser Gemüse und Gemüsedauerwaren sogar die wichtigste Quelle in unserer Ernährung.

Allgemein enthält Gemüse, ähnlich wie Obst, viele Vitamine, insbesondere Vitamin A und C, aber auch Mineralstoffe, Spurenelemente und Ballaststoffe. Kohlenhydrate z.B. finden wir besonders viele in den Kartoffeln; Eiweiß in den Hülsenfrüchten. Wie neueste Forschungen gezeigt haben, enthalten viele Gemüsesorten auch bestimmte pflanzliche »Bioaktivstoffe«, die wichtig sind, um unseren Körper vor Krebs zu schützen.

Günstig ist auch der geringe Kaloriengehalt des Gemüses. Viele Sorten enthalten sowenig Kalorien, daß der Stoffwechsel zum Verdauen des Gemüses die meisten davon schon wieder verbraucht. Deshalb zählt Gemüse zu den »Schlankmachern« und hilft sogar, überschüssiges Fett abzubauen. Im hohen Anteil an Ballaststoffen liegt einer der großen Vorteile der pflanzlichen Kost, vor allem gegenüber tierischen Produkten, die keine Ballaststoffe enthalten. Allgemein werden Gemüsesorten, besonders die Hülsenfrüchte, im Verdauungsprozeß langsam abgebaut und sorgen so für einen ausgeglichenen Blutzuckerspiegel.

Beim Kochen von Gemüse sollte man immer darauf achten, es nicht zu lange zu kochen, damit möglichst viele Nährstoffe erhalten bleiben. Es soll beim Essen immer noch schön »bißfest« sein. Besser gelingt das durch Garen oder Dünsten in einem Spezialtopf.

Dieses Garen mit Wasserdampf hat den Vorteil, daß die Inhaltsstoffe nicht so schnell ausgeschwemmt werden. Je schonender die Behandlung, desto mehr Vitalstoffe bleiben erhalten. Es ist viel besser, Sie

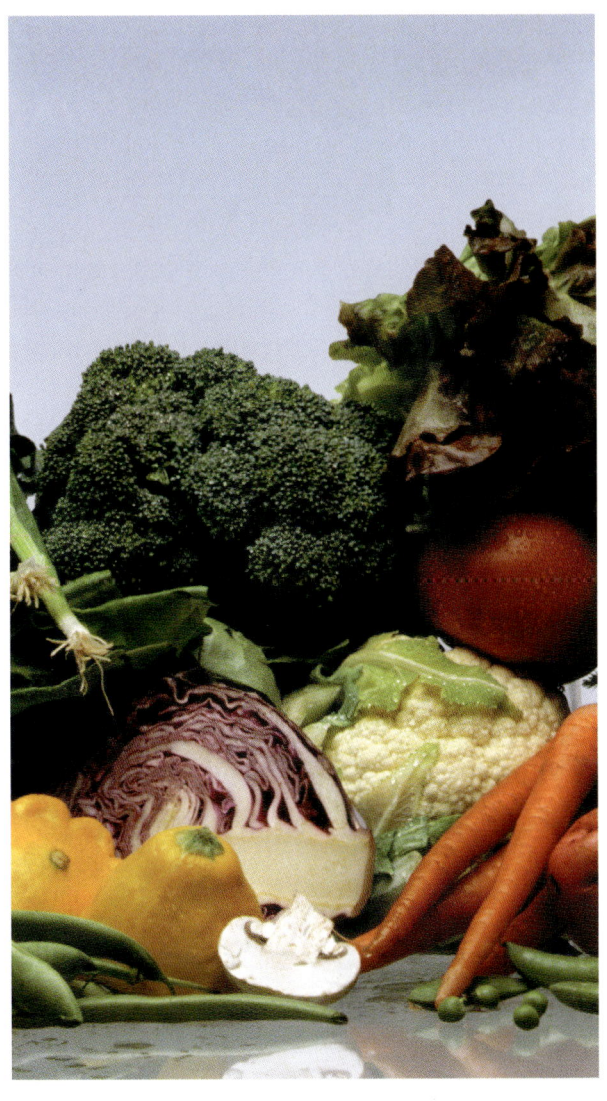

kauen etwas länger, als daß Sie zu lange kochen, da in Wasser gekochtes Gemüse besonders viele Inhaltsstoffe verliert, vor allem Vitamine und Mineralstoffe. Von daher sollte das Wasser nicht weggeschüttet werden. Sie können daraus schmackhafte Suppen oder Bouillongetränke herstellen.

Das wertvolle Vitamin A und andere fettlösliche Vitamine werden am besten aufgenommen, wenn Sie bei der Zubereitung etwas Fett hinzugeben, Butter oder Sahne.

Das große Angebot an verschiedenen Gemüsesorten und Salaten ermöglicht uns zu jeder Jahreszeit, den pflanzlichen Anteil des Speiseplans vielseitig zu gestalten. Das ist wichtig, da jede Pflanze in der Regel nur eine bestimmte Gruppe von wichtigen Nährstoffen enthält.

Interessant ist in diesem Zusammenhang vor allem, daß bestimmte wertvolle Nährstoffe allgemein in der Natur häufiger vorkommen als andere.

Das kann als Hinweis gewertet werden, daß wir die Nährstoffe, die öfters in der Natur vorkommen, auch öfters benötigen. Grundnährstoffe wie Eiweiß und Kohlenhydrate z.B. finden wir in einem äußerst günstigen Verhältnis in allen Pflanzen. Wer in den »Garten der Natur« hineinschaut, wird staunen über die Vielfalt, die es darin gibt.

Diese Vielfalt zeigt sich in den unzähligen Gemüsesorten und Kräutern; eine geradezu überwältigende Fülle von Arten mit den verschiedensten Kombinationen von Inhaltsstoffen, Vitaminen und Mineralien. Darin zeigt sich einmal mehr, wie reich diese Welt ist, hinter der wir Gott als Schöpfer erkennen.

Wer diese Vielfalt nutzt, kann gar nicht anders, als seinem Körper das zuführen, was er zu seinen Aufgaben braucht. Die Vielfalt in der Natur hat keinen Selbstzweck, sondern steht immer im Dienst der Natur – auch im Dienst der Natur unserer Gesundheit.

Es liegt in unserer Verantwortung, wie wir diesen Reichtum nutzen. Wer sich dafür interessiert und sich darüber Gedanken macht, ehrt seinen Schöpfer gewiß mehr als der, der achtlos daran vorbeigeht und sich aus dem Billigangebot der Supermärkte das holt, was ihm gerade angeboten wird.

Von daher denke ich, müssen wir noch viel mehr lernen, Gebrauch zu machen von dem vielseitigen Nahrungsangebot der Natur. Denn nur ein Körper, der keinen Mangel an lebenswichtigen Vitalstoffen hat, bleibt »gesund und fit«. Selbst wenn unser Körper für eine gewisse Zeit, ohne daß wir es merken, jeden Mangel an Vitalstoffen auszugleichen vermag, auf Dauer kommt es zu Mangelerscheinungen und zu gesundheitlichen Problemen, die oft in ernsthafte und auch chronische Krankheiten übergehen und letztlich im Leid enden.

Mangelernährung und Mangelerscheinungen gelten heute als die großen Probleme unserer Ernährung. Das klingt paradox, vor allem angesichts des reichen Angebots, ist aber Realität. Das wirft die Frage auf, wie wir dieser Gefahr begegnen können und woraus die Ernährung bestehen sollte, die uns als Menschen schöpfungsgemäß zugedacht ist.

Grundlagen gesunder Ernährung

Schlagen wir dazu im 1. Buch Mose, Kap. 1, Vers 29, auf. Da lesen wir: »Siehe, ich habe euch alles samentragende Kraut gegeben ... und jeden Baum, an dem samentragende Baumfrucht ist; es soll euch zur Nahrung dienen.« Soweit Gottes ursprüngliche Anweisung an die ersten Menschen im Garten Eden. Ihre Nahrung war Getreide und Obst.

Dann aber lesen wir im selben Wort Gottes von einem alles umwälzenden Ereignis, nach dem nichts mehr so war wie vorher. Es ist der im 1. Buch Mose, Kap. 3 geschilderte Sündenfall. Der Mensch hatte Gottes Anweisung übertreten, gesündigt und die Gemeinschaft mit seinem Schöpfer gebrochen. Die dritte Stelle, in der wir wieder etwas über Ernährung in Gottes Wort lesen, finden wir nach dem Sündenfall im 1. Buch Mose, Kap. 3, Vers 18. Es heißt dort: »... und du wirst das Kraut des Feldes essen.«

War die Aussage im 1. Buch Mose Kap. 1, Vers 29, im Tonfall noch liebevoll wie ein geradezu königliches Geschenk, indem es vom Obst hieß: »... es soll dir dienen!«, steht nun die Befehlsform. Das klingt, als wollte Gott sagen: »Dir bleibt jetzt nichts mehr übrig, als auch noch das Kraut des Feldes zu essen!« Spätestens hier wird deutlich, was dieser Sündenfall für den Menschen mit sich brachte.

Im Paradies brauchte der Mensch sich um seine Nahrung keine Sorgen zu machen. Gott hatte ihm alles reichlich gegeben. Es gab keine Mißernten und keine Unwetter, Schweiß und Mühe waren unbekannt. Die schönsten Körner konnten in diesem Garten Eden ohne viel Fleiß einfach geerntet und die herrlichsten Früchte gepflückt werden. Doch alles nur bis zu dem katastrophalen Ereignis des Sündenfalls. Von da an änderte sich alles. Vorher hatte der Mensch seine Chance. Doch er verspielte sie, weil er selbst sein wollte wie Gott. Und Gott? Gott zog sich zurück.

Warum erwähnen wir das? Weil es eines der Merkmale ist, das wir in der Natur bis heute immer wieder beobachten können. Immer da, wo Menschen sein wollen wie Gott, zieht Gott sich zurück, vielleicht auch nur, um dem Menschen Zeit zu geben, darüber nachzudenken. Aber das wissen wir nicht. Was wir aber wissen, ist: Wo Gott nicht mehr ist, ist auch der Segen Gottes nicht mehr.

Aber es geht noch um mehr. Gott hielt ja nicht nur seinen Segen zurück, sondern antwortete auf den Ungehorsam des Menschen mit den bekannten und bedrohlichen Worten aus dem 1. Buch Mose, Kap. 3, Vers 16, wo er zur Frau sagt: »Ich werde sehr vermehren die Mühsal deiner Schwangerschaft, mit Schmerzen wirst du Kinder gebären. Nach deinem Mann wird dein Verlangen sein, er aber wird über dich herrschen.« Dem Mann aber sagte er: »Der Erdboden sei verflucht um deinetwillen, mit Mühsal sollst du davon essen, Disteln und Dornen wird er dir sprossen.« Und dann – inmitten dieses Abschnittes – dieser Satz: »Du wirst das Kraut deines Feldes essen! Im Schweiße deines Angesichtes sollst du dein Brot essen, vom Staube bist du, zum Staube wirst du zurückkehren.«

Muß es uns nicht schaudern, wenn wir heute diese Worte lesen und sehen, was tatsächlich daraus wurde? Bis heute ist der Anbau von Gemüse wie Salat und Möhren, Bohnen, Brokkoli, Gurken und Kohl mit viel Mühe und Schweiß verbunden. Wir sprechen zwar heute nicht mehr vom »Kraut des Feldes«, wie es in diesen alten Übersetzungen heißt, sondern nennen es ganz einfach Gemüse – von Gott empfohlen in einer nachparadiesischen Zeit. Dieses Gemüse hat jedoch keine glatte Schale mit einer natürlichen schützenden Wachsschicht wie das Obst, an der das Wasser und damit viele Schadstoffe einfach abperlen. Dadurch können Pilze, Bakterien und Schadstoffe viel leichter eindringen. Vor allem Schwermetalle finden sich nachweislich oft in den Falten der Gemüseblätter: Das Wasser verdunstet, und die Schadstoffe bleiben einfach in den Falten zurück. Deshalb empfiehlt es sich, die äußeren Blätter nicht zu verzehren, auch wenn sie die meiste Sonne bekommen und daher die meisten Vitamine haben.

Viele Gemüsesorten sind nach oben mehr oder weniger offen. Luftschadstoffe und Spritzwasser können leicht hineinregnen. Bodenschadstoffe werden ebenfalls von der Gemüsepflanze aufgenommen und können zum Problem werden. Nach einem ungeschriebenen Naturgesetz aber lagert die Pflanze all diese Schadstoffe nicht in der wertvollen Frucht oder in ihrem überlebenswichtigen Samen ab, sondern in ihren Blättern oder Wurzeln. Beim Gemüse aber essen wir nicht die Samen oder Früchte, sondern die Blätter und Wurzeln. Ähnlich ist es mit dem Nitrat. Ein Zuviel an Nitrat lagern die Pflanzen vorwiegend in ihren Blättern ab. Deshalb hört man immer wieder von zu hohen Nitratwerten im Salat,

Spinat oder Mangold, nie aber in Äpfeln oder Birnen. An all diesen Beispielen erkennen wir deutlich, daß Gott sich zurückgezogen hat.

Aber vergessen wir nicht, auch Getreide und Obst wachsen seitdem nicht mehr im Paradies, sondern in einer gefallenen Schöpfung. Von daher wäre es falsch, die Folgen des Sündenfalls allein auf das Gemüse zu beziehen. Trotzdem ist der Anbau wie das Zubereiten von Gemüse immer mehr mit Arbeit verbunden als beispielsweise beim Obst.

Es ist dieses Wort Gottes aus dem 1. Buch Mose: »Im Schweiße deines Angesichtes wirst du dein Brot essen«, das seine Auswirkungen hier zeigt. Wieviel Mühe, Arbeit und Wissen erfordert allein schon das Anbauen von Blumenkohl oder Brokkoli im eigenen Garten. Das fängt an mit dem Umgraben des Bodens, dann ist zu säen oder zu pflanzen, gießen, düngen, Unkraut jäten, Boden lockern; dann der Kampf gegen Schnecken, Raupen, Kohlfliegen, Blattläuse, Erdflöhe und Pilzerkrankungen. Gärtner wie Hobbygärtner wissen ein Lied davon zu singen.

Zum Anbau von Gemüse braucht es nicht nur verschiedenste Geräte, wir müssen uns auch tief bücken und oft sogar kniend arbeiten. Unsere Hände bekommen Schwielen, werden rauh und rissig. So spürt jeder bis heute die Auswirkungen dieses Wortes Gottes bei dieser Arbeit.

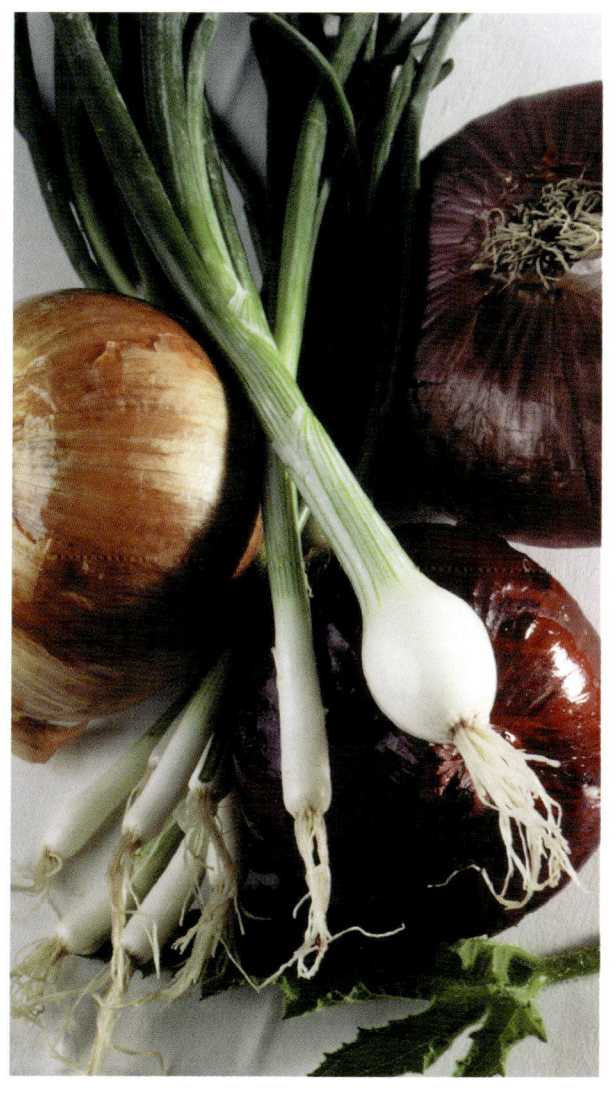

Wie paradiesisch dagegen ist Obst. Wenn ein Baum einmal gewachsen ist und seine Früchte trägt, kann jeder sie pflücken und genießen. Das Gemüse hingegen muß auch nach erfolgter Ernte erst noch gewaschen, gesäubert, gekocht und zubereitet werden. Erst dann können Sie es genießen, brauchen aber selbst dafür noch so manche Zutat wie Salz, Gewürze, Kräuter, Öl, Butter oder Sahne. Der Geschmack des Gemüses ist eben nicht der des frischen Obstes. Da ist das alles nicht nötig. Das pflückt man, beißt hinein, und es schmeckt.

So ist offensichtlich, daß wir beim Gemüse nur noch das Zweitbeste, die Blätter bzw. die Wurzeln, und nicht mehr das Beste – die Frucht – haben. Es wäre jedoch völlig falsch, würden wir daraus jetzt den Schluß ziehen, Gemüse sei weniger zu schätzen als Obst und Getreide. Denn auch Obst und Getreide sind in unserer gefallenen Schöpfung nicht mehr, was sie waren. Wenn es auch mit viel Mühe und Arbeit verbunden ist, gehört Gemüse doch zu den Grundnahrungsmitteln wie Getreide und Obst. Es enthält viele wichtige Vitamine, Mineralien, Spurenelemente und Ballaststoffe und sollte immer ein wichtiger Bestandteil unserer täglichen Ernährung sein.

Auch wenn wir uns heute weitgehend anders ernähren und Fleisch- und Wurstwaren in den Mittelpunkt unserer Ernährung gerückt sind, im Wort Gottes steht es anders. Da sind zuerst diese drei Grundnahrungsmittel, Getreide und Getreideprodukte, Obst und Gemüse. Und zwar in dieser Reihenfolge.

Gemüse – aus dem eigenen Garten

Glücklich, wer seinen eigenen Gemüsegarten hat – er kann sich alle Gemüsesorten und Kräuter, die in unserem Klima wachsen, selber anbauen und hat dabei noch Gelegenheit zu Ausgleich und Erholung an der frischen Luft. Als Hobbygärtner ist es für ihn relativ einfach, auf Chemikalien zu verzichten und ganz naturgemäß zu arbeiten.

Gartenarbeit ist vielseitig und trainiert abwechselnd jeden Muskel auf ganz natürliche Art und Weise. Die Bewegung an der frischen Luft fördert die Durchblutung und hält den Kreislauf stabil. Wer offene Augen für die Schönheit der Natur hat, wird bald auch von faszinierenden Erlebnissen aus seinem eigenen Garten zu erzählen haben. Obst, Gemüse und Kräuter frisch aus dem eigenen Garten sind ein ganz besonderes Privileg. Die Qualität ist besser, die Arbeit im eigenen Garten gesund – und es läßt sich auch Geld sparen.

Aber es geht nicht nur um das frische Obst und

Gemüse aus dem eigenen Garten, die unsere Gesundheit fördern. Auch das Erleben des Gartens selbst ist ein natürlicher Beitrag zur Steigerung unserer Lebensqualität. Der Garten, nicht die Fabrik oder das Büro, ist der ursprüngliche Ort des Menschen, aus dem heraus er sich entwickelt hat.

Gemüse – gut gegen Eisenmangel?

Viele Menschen leiden heutzutage unter Eisenmangel. Betroffen sind vor allem Frauen in gewissen Lebensphasen wie Schwangerschaft, Stillzeit und bei verstärkter Menstruation. Sie wirken dann leicht blaß und apathisch, sind auch tatsächlich öfters müde und klagen über Antriebslosigkeit. Bei älteren Menschen zeigt sich dieser Eisenmangel oft in einem zu niedrigen Blutdruck. Solchen Patienten wird vom Arzt in der Regel ein eisenhaltiges Präparat verordnet oder empfohlen, Fleisch zu essen, das als guter Eisenlieferant in unserer Nahrung gilt.

Wer jedoch reichlich Gemüse ißt, kann das lebenswichtige Spurenelement Eisen über seine natürliche Nahrung ausreichend aufnehmen. Das gilt in erster Linie für selbstgezogenes Gemüse aus dem eigenen Garten. Denn je langsamer und natürlicher Pflanzen wachsen, desto mehr Gelegenheit haben sie, Eisen und andere Vitalstoffe aus dem Boden aufzunehmen.

Eisen aus Gemüse, Kartoffeln oder Hülsenfrüchten ist zwar zunächst schlechter verwertbar, wird aber bei Eisenmangel oder geringer Eisenversorgung vom Körper besser ausgenutzt. Das erklärt auch, warum bei ausgesprochenen Vegetariern entgegen der landläufigen Ansicht Eisenmangel nicht häufiger festzustellen ist als bei Nichtvegetariern.

Eisen aus Fleischprodukten wie Leber hingegen wird vom Körper vergleichsweise gut aufgenommen, ist aber nicht zu empfehlen, da sich gerade in der Leber unerwünscht viele Substanzen wie Schwermetalle und Rückstände von Tierarzneimitteln ablagern.

Wer hingegen als Kind angehalten wurde, viel Spinat zu essen, um seinen Eisenbedarf zu decken, wurde ganz unnötig damit gequält. Spinat ist gesund und enthält auch bestimmt viele wertvolle Vitalstoffe, auch Eisen, aber nicht so wesentlich mehr als andere Gemüsesorten auch.

Salat – täglich frisch auf den Tisch

Sie kennen den Grundsatz: »Ein guter Salat soll immer frisch sein.« Das stimmt. Am besten aus heimisch geerntetem Anbau. Die Frische ist entscheidend für die Qualität eines Salates. Von daher sollten Sie alle Salate auch erst kurz vor dem Essen schneiden und zubereiten. Stundenlanges Aufbewahren macht sie wertlos. An jeder Schnittstelle werden Vitamine abgebaut und Mineralien ausgeschwemmt. Selbst das Waschen sollte schonend und vor allem erst kurz vor der Zubereitung geschehen. Jedes zu lange Waschen oder Im-Wasser-Liegen hat Vitalstoffverluste zur Folge. Auch sollte Salat grundsätzlich erst nach dem Waschen zerkleinert werden.

Wer auf all diese Dinge bei der Zubereitung nicht achtet, muß damit rechnen, daß ihm durch Wasser, Hitze, Luft und Sonnenlicht 30 bis 50 % der Vitamine verlorengehen, sowie Mineralstoffe und Spurenelemente. Sachgerecht lassen sich aus vielen Gemüsesorten jedoch herzhafte Salate zubereiten, die vorzüglich geeignet sind, unseren Speiseplan zu bereichern.

Salate haben einen geringen Energiegehalt und einen hohen Anteil an Ballaststoffen. Das fördert die Darmfunktion, den Stoffwechsel und damit unser Wohlbefinden. Salatgemüse ist reich an Vitamin A, C und E wie auch an den Mineralstoffen Kalium, Phosphor und Eisen. All diese Vorteile nutzen wir, wenn wir möglichst viel Rohkost essen. Wir erhalten so die Vitalstoffe, die sonst beim Kochen oder Garen durch die hohen Temperaturen größtenteils zerstört werden, und unser Körper bedankt sich dafür mit Vitalität und Lebensfreude. Voraussetzung aber ist, daß wir diese frischen Salate täglich essen.

Salatsorten gibt es vom zeitigen Frühjahr bis in den späten Herbst hinein. Von den Frühjahrssorten bis zu den frostharten Wintersorten ist alles im Handel zu haben. Diese ganze Palette läßt sich zudem noch durch viele verschiedene Früchte und Kräuter aus dem Haushalt der Natur bereichern. Wer die nötigen Kenntnisse besitzt, kann sich schmackhafte Wildsalate auch in Wiesen und am Waldesrand sammeln.

Kinder haben oft ihren Spaß daran, zusammen mit der Familie Wildkräuter zu sammeln. So lernen sie die Natur kennen, beobachten und schätzen. Das kann bei entsprechender Anleitung für sie zu einem richtigen Erlebnis werden. Solche Wildkräuter – oft als Unkräuter bekannt – können schon im zeitigen Frühjahr entscheidend zur Vitaminversorgung der ganzen Familie beitragen, lange bevor es noch die ersten frischen Salate aus heimischer Ernte gibt.

Selbst im Winter braucht niemand auf schmackhafte Salate zu verzichten. Einen der besten Salate zu dieser kalten Jahreszeit haben Sie, wenn Sie Möhren, Topinambur und Äpfel – roh und geraspelt – miteinander mischen. Diese beiden Gemüsesorten bilden zusammen mit dem Apfel eine herrliche Zusammensetzung und sind vorzüglich in ihrem Geschmack. Topinambur und Schwarzwurzeln hingegen gelten als besondere Spezialität für Diabetiker, weil sie ihre Kohlenhydrate als Fructose speichern, die unabhängig vom Insulin abgebaut wird.

Weißkraut und Rotkraut eignen sich im Winter als Salate ebenfalls sehr gut. Wer dieses Kraut nicht gut verträgt, weil es leicht zu Blähungen führt, sollte reichlich Kümmel darauf streuen, ein seit langem bekanntes Heil- und Vorbeugemittel gegen Blähungen. Weitere Salate lassen sich aus Schmelzkohlrabi, Sellerie, Paprika, Rettich oder roter Bete herstellen. Wer Probleme mit Gallen- oder Nierensteinen hat, sollte mit Sellerie und roter Bete vorsichtig sein, denn sie enthalten wie Rhabarber, Tomaten, Spinat, Mangold und Sauerampfer geringe Mengen an Oxalsäure, die steinbildend wirken kann. Werden Bohnen oder Kartoffeln zur Zubereitung von Salaten gewünscht, so müssen sie vorher abgekocht werden, um das giftige Phasin bzw. Solanin zu zerstören. Das Kochwasser sollte deshalb weggeschüttet werden.

Rohes Sauerkraut, als Salat zubereitet, ist einer jener Salate, die schon unsere Urgroßväter zu schätzen wußten. Ganz zu Unrecht ist dieser Salat in der vergangenen Zeit in Vergessenheit geraten, wird aber jetzt im Zusammenhang mit den Bioprodukten wieder als hochwertiger Salat entdeckt.

Als »richtigen Besen für Magen und Darm«, der die

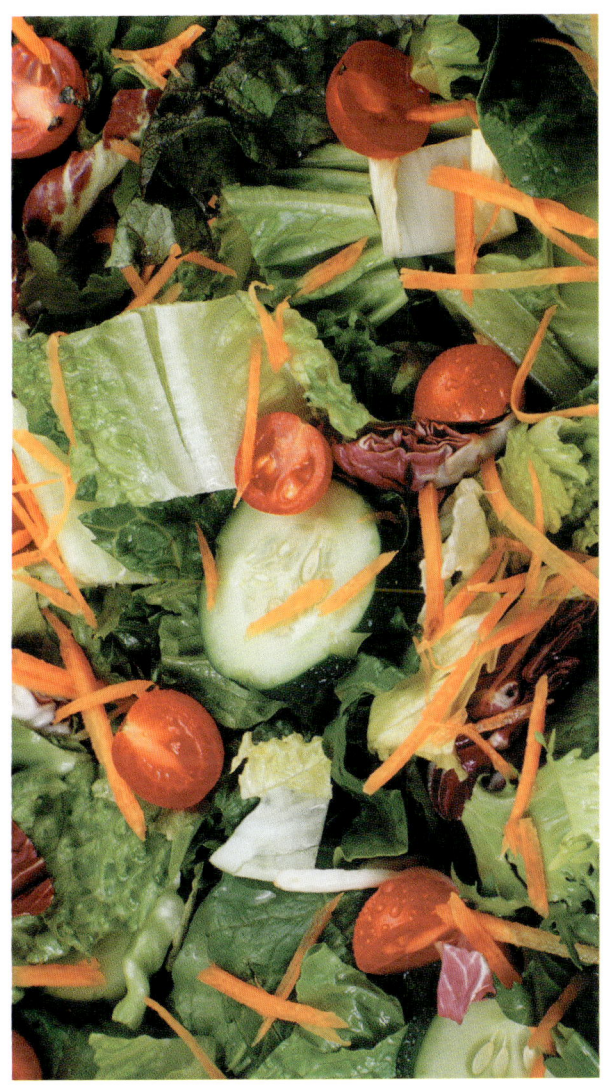

schlechten Säfte und Gase fortfegt, beschreibt Pfarrer Kneipp das Sauerkraut in seiner großartigen Gesundheitslehre »So sollt ihr leben«. So ist Sauerkraut bis heute eine Quelle für Vitamine im Winter und gilt in der deutschen Kultur seit jeher als vorzügliches Nahrungs- und sogar Heilmittel.

Salate – aus dem Gewächshaus

Wer seinen frischen Kopfsalat im Winter aus dem Supermarkt bezieht, muß damit rechnen, daß er aus einem der geheizten Gewächshäuser kommt. In dieser kalten Jahreszeit wächst in der freien Natur bei uns zwar der frostharte und vitaminreiche Feldsalat, aber kein frischer Kopfsalat. Entweder ist er von sehr weit her eingeflogen oder unter unnatürlichen Bedingungen in Gewächshäusern »hochgepäppelt« worden. Was aber bedeutet das für den Kopfsalat?

In der Regel wachsen diese Salate in den beheizten Gewächshäusern nicht in einem gesunden humusreichen Erdboden, sondern in einer mit chemischer Nährlösung getränkten Fasermatte. Um das Wachstum zu beschleunigen, wird die Luft ständig mit Kohlendioxid angereichert. Weil die Sonne zu dieser Jahreszeit nicht genügend scheint, geschieht das unter künstlichem Licht. Solche Salatpflanzen sind verständlicherweise äußerst empfindlich gegen-

Krankheiten und Schädlinge. Von daher werden diese Glashäuser möglichst steril gehalten, und Besucher sind darin unerwünscht.

Salate, die auf diese unnatürliche Art und Weise gezogen werden, sind eigentlich keine Salate mehr, sondern eine wertlose grüne Blattmasse mit nachgewiesenermaßen hohen Nitratwerten. Da es auf diese unnatürliche Weise bis heute nicht gelungen ist, einen nitratarmen Salat zu ernten, wurden sogar die zugelassenen Höchstwerte von 2500 mg um 1000 mg auf 3500 mg Nitrat pro Kilogramm Frischsubstanz für die Monate November bis April vom Gesetzgeber angehoben, während Salate, die in den Monaten Mai bis Oktober auf den Markt kommen, nur 2500 mg Nitrat pro Kilogramm Frischmasse enthalten dürfen.

Sowohl Geschmack als auch Inhaltsstoffe dieser grünen Blattmasse sind kaum noch erwähnenswert. Vielmehr sind diese Erzeugnisse ein Beispiel dafür, wie wenig diese Leute, die als Wissenschaftler diese Anbauweise entwickelten, an den komplizierten Vorgängen und Zusammenhängen in der Natur interessiert sind. Andererseits beweist es einmal mehr, wie leicht wir Konsumenten zu betrügen sind. Wir achten auf das äußere Aussehen und fragen nicht nach den Inhalten. Wie leicht aber läßt sich dieses Äußere manipulieren, ohne daß wir es merken!

Solchem Salat fehlen auch alle natürlichen Abwehrstoffe. Krankheitskeime und Pilzsporen werden ständig mit chemischen Mitteln eingedämmt. Glauben wir tatsächlich, daß solch ein Salat noch die nötigen Vitalstoffe liefern kann, die zum Aufbau und zur Erhaltung unseres Immunsystems etwas beitragen können? Wo sollte er sie hernehmen? Aus den fünf bis sechs verschiedenen Düngern, die hier ins Wasser gegeben werden, mit einem bißchen Kohlendioxid dazu und einer Lampe darüber?

Wer sich auch nur einmal in seinem Leben mit der Vielfalt des schöpferischen Lebens im Boden beschäftigt hat, der kann über derlei Praktiken wirklich nur noch den Kopf schütteln. In einer einzigen Hand voll Erde, das wissen wir heute, leben mehr Organismen, als es Menschen auf der ganzen Erde gibt. Milliarden von Mikroorganismen, Einzellern, Vielzellern, Algen, Pilze und Flechten bis hin zu den sichtbaren Kleinlebewesen arbeiten in einer harmonischen Symbiose mit den Pflanzenwurzeln im Erdboden zusammen und sorgen dafür, daß wir auf der Erde die notwendige Nahrung mit allen Vitalstoffen erhalten. Das sind hochkomplizierte biochemische Prozesse, die ohne die Energie der Sonne gar nicht ablaufen könnten.

Wie das alles letztlich im einzelnen geschieht, wissen wir bis heute nicht. Aber wir wissen, daß es geschieht. Auch wissen wir, daß die Voraussetzungen für Vitalität und Gesundheit der Pflanzen in diesen hochkomplexen Prozessen begründet liegen. Gesunde Nahrung aber ist die Voraussetzung für unsere eigene Gesundheit. So hat es sich der Schöpfer in seiner Weisheit gedacht, und so ereignet es sich bis heute. »Denn alles muß dir dienen«, so steht es schon in Psalm 119, Vers 91. Das gilt auch für die ganze Fülle des Lebens in dem uns tot erscheinenden Boden. Wer in diese Zusammenhänge eingreift und alles vereinfachen und rationalisieren will, erzielt durch vermehrte Verwendung von Stickstoffdünger zwar höhere Erträge und ein wesentlich rascheres Wachstum, aber nur mindere Qualität.

Wer als Käufer immer nur darauf achtet, möglichst billig einzukaufen, fördert direkt wie indirekt diese unnatürliche Anbauweise. Solches Gemüse läßt sich nur mit dem Einsatz von viel Chemie und Stickstoff erzeugen, in der künstlichen Atmosphäre der Glashauskulturen, ohne jegliche Rücksicht auf die Kultur. Als Verbraucher erhalten wir so zwar das von uns gewünschte billige Gemüse. Billig aber nicht nur dem Preis nach, auch von seinen Inhaltsstoffen her. Gar nicht erst zu reden von der gesundheitsgefährdenden Menge von Schadstoffen, die in diesem Gemüse sein können.

Schadstoffrückstände im Gemüse

Rückstände von Pflanzenschutzmitteln und Nitraten können besonders bei Salaten aus Gewächshauskulturen gefährlich werden. In der Regel weisen diese Salate wegen der forcierten Stickstoffdüngung und dem Mangel an Sonnenlicht höchste Nitratwerte auf. Auch sind in solchen geschlossenen Treibhaussystemen weit mehr Spritzungen nötig als im Freiland, vor allem wegen des erhöhten Pilzbefalls.

Wir kennen Nitrat als wichtigen Pflanzendünger. Als solcher ist es unbedenklich. Es ist für die Pflanze so lebenswichtig wie für uns etwa die Eiweiße. Im menschlichen Körper aber kann Nitrat mit Hilfe von Bakterien sehr rasch zu Nitrit umgebaut werden. Dieses Nitrit verbindet sich dann mit Aminen zu den hochgradig krebserregenden Nitrosaminen. Weil Amine in allen eiweißhaltigen Nahrungsmitteln enthalten sind, bedarf es also nur des in Nitrit umgewandelten Nitrats. Schon ergibt sich eine Gefahr für unsere Gesundheit.

Nitrit kann sich aber auch mit Hämoglobin verbinden, dem roten Blutfarbstoff in unserem Körper. Diese gefährliche Verbindung schränkt den lebenswichtigen Sauerstofftransport im Blut ein, für den Hämoglobin verantwortlich ist. Besonders bei Säuglingen und Kleinkindern kann es so zu akutem Sauerstoffmangel kommen, bekannt als

»Blausucht« oder »Blue Baby Krankheit«. Diese lebensgefährlichen Erstickungsanfälle sind nicht zuletzt deswegen sehr ernst zu nehmen, weil sie zu dauerhaften Gehirnschädigungen führen können.

Allgemein nehmen wir täglich etwa 100 mg Nitrat pro Person durch die Nahrung und das Trinkwasser auf, 50 bis 70 % davon allein durch Gemüse. Von dieser Gesamtmenge vermag der Köper etwa 60 bis 80 % wieder auszuscheiden. Der Rest aber verbleibt und wird zum Problem. Zwar streiten sich die Experten darüber, wie hoch der täglich aufgenommene Nitratgehalt wirklich sein darf. Über die gefährlichen Reaktionen im Körper jedoch herrscht völlige Einigkeit.

Glücklicherweise weist nicht alles Gemüse die gleichen Nitratwerte auf. Gemüsesorten mit den generell niedrigsten Schadstoff- und Nitratgehalten sind Fruchtgemüsesorten wie Erbsen, Bohnen, Linsen, Gurken, Tomaten und Paprika, Zwiebelgemüsesorten wie Knoblauch und Zwiebel sowie die Kartoffel als Knollengemüse. Der Nitratgehalt dieser Sorten liegt bei 0 bis 400 mg pro Kilogramm Frischmasse, ist also sehr niedrig. Das erklärt sich daraus, daß diese Gemüsesorten im eigentlichen Sinne nicht Gemüse, sondern Samen sind, das heißt, Früchte. Sie müßten eigentlich zu den samentragenden Pflanzen gezählt werden.

Ganz anders ist das beim Blatt-, Kohl- und Wurzelgemüse. Der Nitratgehalt dieser Gemüsesorten liegt bei etwa 1200 mg bis 5000 mg pro Kilogramm Frischmasse, ist also sehr hoch. Hobbygärtner haben immerhin noch die Möglichkeit, diese Salate nachmittags zu ernten. Der Nitratgehalt, der in der Nacht vorher gespeichert wurde, kann bis zum Nachmittag mit Hilfe des Sonnenlichts von der Pflanze selbst zu Pflanzenmasse umgewandelt werden. So weist die geerntete Gemüsesorte einen geringeren Nitratgehalt auf.

Blattgemüse aus industriellen Ballungsgebieten oder an Autobahnen wird zudem mit Schwermetallen in Regen und Staub »berieselt« und gilt von daher als ein ausgesprochener »Schwermetallsammler«. Oft dient dieses Blattgemüse sogar als Indikator für die Umweltbelastung.

Es gibt dennoch keinen Anlaß, deshalb auf Gemüse zu verzichten. Die Angst vor Schadstoffrückständen, Schwermetallen, Nitraten und Pestiziden wäre ernährungsphysiologisch sogar verhängnisvoll. Gesunde Ernährung setzt nun einmal einen reichlichen Verzehr von Gemüse voraus, und Sie haben ja auch einige Möglichkeiten, diese unnötigen Belastungen zu reduzieren, indem Sie z.B. darauf achten, daß Sie Gemüse zur richtigen Jahreszeit einkaufen, wenn es reif ist und hierzulande geerntet wird. Auch hilft in-

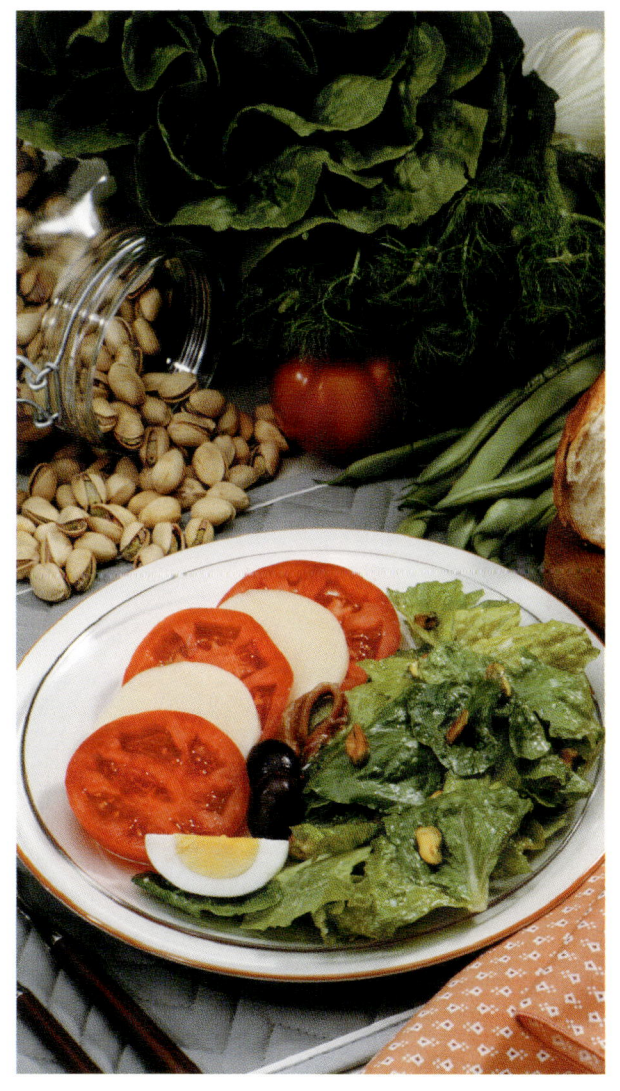

tensives Waschen. Schadstoffe wie Blei liegen vorwiegend an der Oberfläche der Blätter und können weitgehend mit einem warmen Wasserstrahl abgewaschen werden. Dagegen ist Kadmium meistens in der Pflanze. Vor allem aber ist es wichtig, die äußeren Blätter zu entfernen, da sie die meisten Schadstoffe enthalten.

Wer auch danach noch Bedenken hat, Gemüse zu kaufen und zu essen, muß wissen, daß die Menge der von außen zugeführten Nitrate nicht nur über das Blattgemüse in unseren Körper gelangt, sondern auch auf andere Art und Weise. So ist z.B. die dem Körper durch Rauchen und gepökeltes Fleisch zugeführte Menge 20mal höher als beim Blattgemüse.

Sprossen und Keime

Jedes Samenkorn hat sichtbar oder unsichtbar einen kleinen Keim verborgen. Aus einer befruchteten Eizelle herangewachsen, ist dieser Keim im Samen zum Stillstand gekommen und dient jetzt als Träger der genetischen Information der werdenden Pflanze. Durch äußere Impulse wie Wärme, Feuchtigkeit, Sauerstoff, Licht oder Dunkel wird diese Samenruhe unterbrochen, und der Keim fängt an zu wachsen. Wasser dringt durch die Samenschale ins Innere, sie platzt auf, und heraus schiebt sich der Keim. Der

Feuchtigkeitsgehalt steigt von 10 bis 14 % auf 70 bis 80% an. Durch das aufgenommene Wasser werden die Körner wesentlich dicker und schwerer, und das eigentliche Samenkorn dient jetzt als Nahrungsspender für die neu gebildete Pflanze.

Solche neu entstandenen »Jungpflanzen« nennen wir »Keimlinge« oder »Sprossen«. Sie bestehen aus der Keimwurzel und dem Sproß bzw. Keimblatt. Die jetzt noch weißen Wurzeln weisen ringsherum ganz feine Haarwurzeln auf und werden deshalb auch leicht mit Schimmel verwechselt. Das Keimblatt färbt sich je nach Pflanze leicht gelb, später grün, und kann in dieser Phase bereits verzehrt werden. Das ist sogar ratsam, denn sonst wird der Rohfasergehalt zu hoch. Eine Keimzeit dauert – vom Ansetzen bis zur Ernte – etwa drei bis vier Tage, bei Bohnen etwa fünf bis sechs.

Während der Keimzeit finden im Korn Ab-, Auf- und Umbauprozesse statt, die den Nährwert der Keimlinge beachtlich steigern. Die Keimlinge werden ballaststoff- und vor allem vitaminreicher; besonders der Gehalt an Vitamin C, B und das Karotin steigt, so daß viele dieser Keime einen weit höheren Ballaststoff- und Vitamingehalt aufweisen als frischer Salat, Gurken oder Tomaten, während der Energiegehalt der Sprossen sinkt, da der Keimling die gespeicherten Fette und Kohlenhydrate langsam verbraucht. Wertmindernde Inhaltsstoffe hingegen werden abgebaut, die Qualität der Eiweiße und Fette aber verbessert. Da auch Mineralstoffe wie Kalium, Kalzium, Phosphor, Magnesium, Zink und Eisen in beachtlicher Menge vorhanden sind, können diese Keimlinge als rundherum gesunde Nahrung gelten, die unsere Speiseplatte bereichern und uns gerade in den Wintermonaten viele lebenswichtige Vitalstoffe liefern. Wenn die Keimlinge genügend Licht haben, ist auch der Nitratgehalt sehr niedrig, weil Sonnenlicht den Abbau von Nitratstickstoff in der Pflanzenmasse beschleunigt.

Zum Keimen eignen sich alle Samen, deren Pflanzen nicht giftig sind, mit Ausnahme der Samen von Nachtschattengewächsen wie Tomaten oder Kartoffeln. Diese eignen sich deshalb nicht, weil ihre Keimlinge das giftige Solanin enthalten. Gartenbohnenkeimlinge hingegen enthalten das giftige Phasin, eignen sich also aus diesem Grund ebenfalls nicht, weil es erst durch Abkochen zerstört wird.

Besonders gut zum Keimen eignen sich hingegen die Samenkörner von Getreidesorten wie Weizen, Roggen, Hafer, Gerste, Reis, Dinkel, Mais, Hirse. Von den Hülsenfrüchten eignen sich Sojabohnen, Erbsen, Linsen, Mangobohnen, aber auch Sonnenblumen, Buchweizen, Lein, Kresse, Sesam, Rettich, Senf, Luzerne und Bockshornklee.

Die meisten dieser Keimlinge sollten roh gegessen werden, damit die wertvollen Vitamine nicht zerstört werden. Sie lassen sich gut unter Salate mischen oder einfach zum Brot essen. Keime von Hülsenfrüchten dagegen sollten Sie leicht blanchieren oder in Suppen und Eintöpfen verwenden. Gartenkresse, Senf- oder Rettichkeimlinge wiederum eignen sich wegen ihres strengen Geschmacks auch gut zum Würzen von verschiedenen Salaten.

Wenn Sie Keimlinge selbst heranziehen, eignen sich dazu Einmach-, Honig- und Marmeladengläser oder Teller mit tiefem Rand. Sie können sich aber auch ein komplettes Keimgerät kaufen, wie der Handel es preisgünstig anbietet. Damit können Sie Ihre Keimlinge nach der mitgelieferten Keimanleitung in verschiedenen Etagen dieser Keimgeräte übereinander ziehen. Probieren Sie's! Setzen Sie Ihre Keimlinge selbst an, und Sie können schon nach zwei, vier oder sechs Tagen – bei der Kresse nach acht –, je nach Art der Pflanze, mit der Ernte beginnen.

Vor dem Essen noch einmal gut durchspülen, um eventuellen Schimmel oder Bakterien abzuwaschen, und dann – guten Appetit. Sollten Sie Reste davon übriglassen – auch die können Sie gut im Kühlschrank für einige Tage aufbewahren.

Kartoffel – Sonderstellung im Gemüse

Die Kartoffel stammt aus Südamerika und ist dort schon seit fast 2000 Jahren bekannt. Nach Deutschland gebracht wurde sie 1588 von einem Frankfurter Arzt und Botaniker, der die Kartoffel zuerst als Heilpflanze anbaute. Schon im Jahre 1621 wurde sie in botanischen Gärten und Parks Deutschlands regelmäßig angebaut – als Zierpflanze allerdings –, wegen der Schönheit ihrer Blüten.

Erst Mitte des 18. Jahrhunderts wurde die Kartoffel als wertvolles Nahrungsmittel erkannt. Von da an hat die Kartoffel – vor allem in Zeiten der Not wie in Kriegszeiten und Hungersnot – öfter entscheidend zum Überleben vieler Menschen beigetragen. Großes Verdienst für die Verbreitung der Kartoffel in Deutschland kommt dem Preußenkönig Friedrich dem Großen zu, der den landesweiten Anbau der Kartoffel förderte.

Von ihrer inhaltlichen Qualität mit einem Samenkorn zu vergleichen, ist die Kartoffel botanisch gesehen jedoch keine Frucht, sondern ein extrem stark entwickelter unterirdischer Sproß. Zwar ist die Knolle ungeschlechtlich, dient der Pflanze aber dennoch – ähnlich dem Samen – als Vermehrungsorgan, indem aus den Augen der Knolle die Keime treiben, aus denen im Erdboden eine neue Pflanze mit neuen Knollen heranwächst. Die eigentlichen Samenkörner werden wie bei den Blumen in der Blüte gebildet. Von daher geschieht auch die Zucht der verschiedenen Kartoffelsorten über die Blüte, indem man mit den Pollen der einen Sorte ganz gezielt die Blüte einer anderen bestäubt.

Weil die eigentliche Vermehrung über die Knolle geschieht, gilt für die Kartoffel wie für das Samenkorn beim Getreide und für die Frucht beim Obst, daß wir in jeder einzelnen Kartoffel alle lebenswichtigen Nährstoffe für das Heranwachsen der neuen Pflanze gespeichert finden. Die Pflanze gibt eben immer dorthin das Beste, wo sie überleben will. So erklärt sich der hohe Nährwert der Kartoffel. Aus diesem Grund finden wir auch nur wenige Schadstoffe und wenig Nitrat in der Knolle. Wird die Kartoffelpflanze mit zuviel Stickstoff gedüngt, wächst das überschüssige Nitrat ins Kraut. Die Kartoffelknolle jedoch bleibt davon weitgehend unberührt. Aus diesen wie vielen anderen Gründen halten viele Ernährungsfachleute die Kartoffel für so wichtig, daß sie sie als Grundlage der menschlichen Ernährung neben Getreide einordnen.

Von den Inhaltsstoffen her gesehen, hat die Kartoffel etwa 78 % Wasser, 16 % Kohlenhydraten, 2 % Eiweiß und 2,5 % Ballaststoffe. Vor allem auffallend ist das günstige Verhältnis von Kohlenhydraten zu Eiweiß. Dieser Anteil von nur 2 % Eiweiß führte dazu, daß die Kartoffel von einigen irrtümlich als minderwertig eingestuft wurde.

Gerade das zu viele Eiweiß aber stellt heutzutage eines unserer größten Ernährungsprobleme dar. Selbst Muttermilch weist nur 2 % Eiweiß auf. Säuglinge wachsen dennoch prächtig mit diesen 2 % heran und verdoppeln ihr Geburtsgewicht in wenigen Monaten. Wozu also sorgen wir uns als Erwachsene wegen zu wenig Eiweiß?

Allgemein können die Inhaltsstoffe einzelner Sorten bei der Kartoffel sehr variieren. Kartoffeln mit höherem Eiweißgehalt sind in der Regel etwas fester und glatter und wirken auch gelber in der Färbung. Gekochte Kartoffeln erscheinen mit zunehmendem Stärkegehalt etwas trockener, mehliger, lockerer und in der Farbe heller. Die biologische Wertigkeit des Kartoffeleiweißes ist jedoch generell sehr hoch. Sie steht nach dem Sojaeiweiß an zweiter Stelle aller pflanzlichen Produkte.

Besonders wichtige Inhaltsstoffe der Kartoffel aber sind Vitamine und Mineralien, vor allem die für den Abbau der Stärke benötigten Vitamine der B-Gruppe wie auch das Vitamin C. Sie sind beide in der Kartoffel reichlich vorhanden. Wenn Sie drei Kartoffeln aus neuer Ernte essen, decken Sie damit bereits zwei Drittel des Tagesbedarfs eines Erwachsenen an Vitamin C. Wer täglich 400 g Kartoffeln ißt, hat schon seinen ganzen Bedarf an Vitamin C abgedeckt. Diese Vitamine bleiben bei schonendem Kochvorgang weitgehend erhalten.

Als wichtige Mineralstoffe finden wir in der Kar-

Die Kartoffel - besser als ihr Ruf

100 g Kartoffeln enthalten: 16 - 18 % Kohlenhydrate, 2 - 2,5 % Eiweiß, 75 - 80 % Wasser, 2,5 - 3 % Ballaststoffe, Vitamine: B1 (0,10 - 0,12 mg), B2 (1,24 - 1,45 mg), C (17 - 20 mg), sowie 6 weitere wichtige Vitamine, Natrium (3,2 - 4 mg), Calcium (12 - 15 mg), Kalium (500 - 550 mg), Eisen (0,8 - 1 mg), Phosphor (50 - 60 mg) sowie 16 weitere Spurenelemente und Mineralien.

toffel vor allem Kalium, Phosphor, Kalzium, Natrium und Eisen. Auch diese Mineralien erweisen sich beim Kochvorgang als sehr stabil. Weil sie jedoch ausgeschwemmt werden können, ist es grundsätzlich ratsam, die Kartoffel als Pellkartoffel zu kochen und zu essen. Außer den bereits genannten Vitalstoffen enthält die Kartoffel sechs weitere Vitamine und fünfzehn weitere Mineralstoffe bzw. Spurenelemente. So zählt die Kartoffel mit ihren wenigen Kalorien und ihren vielen Vitalstoffen zu den »Fitmachern der Nation«.

Der Markt bietet Ihnen heute etwa 160 verschiedene Kartoffelsorten an. Von den frühen bis zu den für die Einkellerung geeigneten späten Sorten ist alles zu haben. Die generelle Unterscheidung erfolgt nach Speise- und Wirtschaftssorten. Wirtschaftssorten werden meist industriell zu Stärkemehl verarbeitet. Speisesorten hingegen finden ihre Verwendung im Haushalt, als Pommes Frites, Kroketten, Chips oder Sticks.

Wir hören heute öfters, daß diese verarbeiteten Kartoffeln dick machen. Tatsächlich sind Kartoffeln, als Chips und Sticks verarbeitet, die reinsten Kalorienbomben. Das aber ist nicht auf die Kartoffel zurückzuführen, sondern auf die bis zu 40 % Fett, die diese Kartoffeln nach ihrer Verarbeitung zu Pommes Frites, Chips oder Sticks enthalten können. Als Pellkartoffeln mit Quark eignen sich Kartoffeln sogar für eine ausgeglichene Schlankheitskur.

Der Markt bietet uns die Kartoffel heute in den verschiedensten Formen an, als Granulat, Pulver oder Flocken, als Knödel oder Mehlklöße. Leider geht von dem wertvollen Naturprodukt Kartoffel bei der Herstellung dieser Produkte viel verloren. Das ursprünglich vitalstoffreiche Lebensmittel wird zu einem minderwertigen, denaturierten Nahrungsprodukt, das zwar zum Sattwerden reicht, aber nicht mehr zur Erhaltung unserer Gesundheit. Von daher ist es wichtig, daß wir die Kartoffel als Pellkartoffel essen. Je naturbelassener die Kartoffel ist, desto höher liegt auch ihr gesundheitlicher Wert.

Ihre Einkellerungskartoffeln lagern Sie am besten in einem kühlen, dunklen, aber gut gelüfteten Raum bei einer Temperatur von 4° bis 8° C. Sorgen Sie aber für eine gute Belüftung durch einen Lattenrost auf dem Boden und an der Wand. Wenn Sie die Kartoffeln zudem mit Papier- oder Stoffsäcken abdecken, können Sie dadurch die Verdunstung der Feuchtigkeit und das Grünwerden der Kartoffeln einschränken.

Grün verfärbte Stellen zeigen das gesundheitsschädliche Solanin an, sind also giftig und müssen zumindest großzügig abgeschält werden. Verwenden Sie keine chemischen Mittel, um das Keimen zu verhindern. Solche chemischen Mittel führen zu Schadstoffrückständen. Die Kartoffeln in einem nachrollenden Gerüst zu lagern ist nicht zu empfehlen, weil sie dadurch viel leichter keimen. Allgemein lassen sich Kartoffeln gut und lange lagern. Als ernährungsphysiologisch hochwertige Nahrung sollte die Kartoffel viel gegessen werden. Sie ist auch aus medizinischen Gründen sehr zu empfehlen und wird im allgemeinen gut vertragen.

Die Hülsenfrüchte

Die bekanntesten Hülsenfrüchte sind Erbsen, Bohnen, Linsen und Sojabohnen. Auch Erdnüsse gehören botanisch gesehen zu den Hülsenfrüchten, werden im Handel wie im Verbrauch aber als Nüsse angesehen. In der Welternährung gehören Hülsenfrüchte zu den wichtigsten Eiweißlieferanten. Ihr Eiweiß gilt als das hochwertigste unter den pflanzlichen Eiweißen, und der Gehalt an Eiweiß ist sehr hoch.

Hülsenfrüchte enthalten viele lebensnotwendige Vitalstoffe wie Kalzium, Phosphor, Mangan, Eisen, Jod, Kupfer, Zink und Vitamine der Gruppen A und B. Sie werden auch wegen ihrer hohen Anteile an Ballaststoffen und deren physiologischer Wirkung im Darm sehr geschätzt.

Gegenwärtig spielt die Sojabohne unter allen Hülsenfrüchten auf dem Weltmarkt eine große Rolle. Die Tendenz ist sogar steigend. Hauptanbauländer sind die USA, Brasilien und China. Die Sojabohne ist eine einjährige Pflanze, ähnlich unserer Buschbohne. Sie gehört wie alle Hülsenfrüchte zu den Leguminosen. Als solche ist sie mit Hilfe von Knöllchenbakterien an ihren Wurzeln in der Lage, sich den Luftstickstoff als Dünger nutzbar zu machen.

Wegen des hohen Anteils an wichtigen Fettsäuren

wird aus der Bohne hergestelltes Sojaöl als wertvolles Speiseöl sehr geschätzt. Vor allem auf dem Bioproduktmarkt ist Sojaöl wie die verschiedensten anderen Sojaprodukte sehr gefragt. Sogar das bei der Ölherstellung anfallende Sojaschrot findet als eiweißreiches Futtermittel immer mehr Verwendung. Die Industrie wartet von Jahr zu Jahr mit immer neuen Sojaimitaten auf. Wir finden heute z. b. Sojamilch, Sojakäse, Sojafleisch, Sojawurst und vieles andere mehr auf dem Markt.

Solche Sojaimitate sind nachgemachte Produkte, die im Aussehen, Geschmack und Konsistenz dem Original ähnlich sind, aber aus anderen Zutaten hergestellt wurden. Wir kennen mehrere solcher Lebensmittelimitate. Das vielleicht bekannteste ist Margarine, eine aus Pflanzenöl nachgemachte Butter. Wegen ihrer ungesättigten Fettsäuren vielfach empfohlen, ist Margarine aus ernährungsphysiologischer Sicht jedoch nicht zu empfehlen. Der lange industrielle Verarbeitungsweg und die vielen Lebensmittelzusatzstoffe, die es zur Herstellung dieser Imitate braucht, eigenen sich nicht als Empfehlung für unsere Gesundheit. Das Original ist den Imitaten immer vorzuziehen. Deshalb gilt als Grundsatz für unsere Ernährung immer: Je weniger bearbeitet, desto gesünder.

Heil- und Gewürzkräuter

Heil- und Gewürzkräuter zählen zwar nicht direkt zum Gemüse, sind aber wegen ihrer großen Bedeutung für eine gesunde Lebensweise von besonderem Wert und sollten in keinem Haushalt und in keinem Garten fehlen. Selbst dann nicht, wenn dieser Garten nur klein ist. Essen ohne Würze schmeckt fade. Wer zum Würzen keine Kräuter verwendet, gebraucht dafür in der Regel vermehrt Salz. Das aber kann unserer Gesundheit schaden. Frische Kräuter und Gewürze dagegen sorgen nicht nur für einen herrlichen Geschmack, sondern regen auch die Bildung von Speichel und anderen Verdauungsenzymen an und verbessern durch ihre vielseitigen Vitalstoffe die Nahrung.

Suppen oder Eintopf ohne frische Petersilie und andere wertvolle Gewürze – das gab es zu Großmutters Zeiten überhaupt nicht. In der Regel kannten die Menschen von damals eine ganze Reihe geschmackvoller Kräuter und verwendeten sie auch. Meist über Generationen überliefert, hatten sie so einen Erfahrungsschatz, der sie genau das Richtige tun ließ.

Wir wissen heutzutage z.B., daß wir täglich Vitamin B benötigen. Wir wissen auch, daß wir dieses Vitamin täglich über die Nahrung aufnehmen müssen, weil unser Körper dieses Vitamin wie auch eine Reihe anderer Vitamine nicht speichern kann. Nun hat z.B. Petersilie viele dieser B-Vitamine. Aber wer sorgt heute noch dafür, daß täglich frische Petersilie ins Essen kommt?

So ist das leider häufig. Wir wissen zwar viel über die ernährungsphysiologischen Zusammenhänge, wenden unser Wissen aber nicht an. Dagegen hatten die Menschen früher nicht annähernd so viel spezielles Fachwissen. Aber sie hatten die Petersilie in der Suppe. Die praktische Anwendung also.

Kräuter sind sicher keine Zaubermittel. Aber sie sind wichtig für unsere Gesundheit und ein stabiles Immunsystem und schützen uns vor Krankheit. Wir sagen, vorbeugen ist besser als heilen. Mit Heilkräutern, Kräutertees und Gewürzen können wir das vorzüglich. Kräuter enthalten ätherische Öle, Amara, d. h. Bitterstoffe, natürliche Antibiotika, Enzyme, Aminosäuren, Vitamine, Mineralien, Spurenelemente wie auch Duft- und Gewürzstoffe. All diese Stoffe wirken auf geheimnisvolle Art und Weise in unserem Körper und gelten als allerbeste Wirkstoffe im Dienst unserer Gesundheit.

Ätherische Öle z. B. wirken antiseptisch, d.h. bakterienfeindlich. Amarastoffe können bitter sein, wirken aber gerade dadurch gegen Bakterien, Parasiten und Pilze. Völlig nebenwirkungsfrei wirken auch die natürlichen Antibiotika, wenn sie durch Kräuter in natürlicher Form und Menge aufgenommen werden. Als hochmolekulare Eiweißverbindungen steuern Enzyme die biochemischen Stoffwechselprozesse und sind so für die Selbstheilungsprozesse in unserem Körper mitverantwortlich.

Wer sich natürlich ernährt, kann auf die seit einigen Jahren synthetisch hergestellten »Enzyme aus der Apotheke« gut verzichten. Denn er bekommt natürliche Enzyme aus der Apotheke der Natur. Aminosäuren gelten als die Bausteine der Proteine, d. h. der Eiweiße. Wir kennen heute 21 verschiedene natürlich vorkommende Aminosäuren. Davon werden etwa die Hälfte von unserem Körper selbst hergestellt. Die restlichen aber müssen unserem Körper über die Nahrung zugeführt werden.

Wie schön, wenn wir im 104. Psalm, Vers 14, lesen, wie schon vor 3000 Jahren Menschen Gott darüber priesen, daß er »diese Pflanzen zum Dienst des Menschen hervorsprossen läßt«.

Im 4. Buch Mose, Kap 11, Vers 5, lesen wir, wie das Volk Israel 40 Jahre in der Wüste umherirrte und sich nach Fleisch sehnte. Aber nicht nur nach Fleisch. Sie sehnten sich auch nach den Gurken, Melonen, Zwiebeln, nach Lauch und Knoblauch. Heil- und Gewürzkräuter also, die sie in Ägypten hatten und auch gewohnt waren anzuwenden.

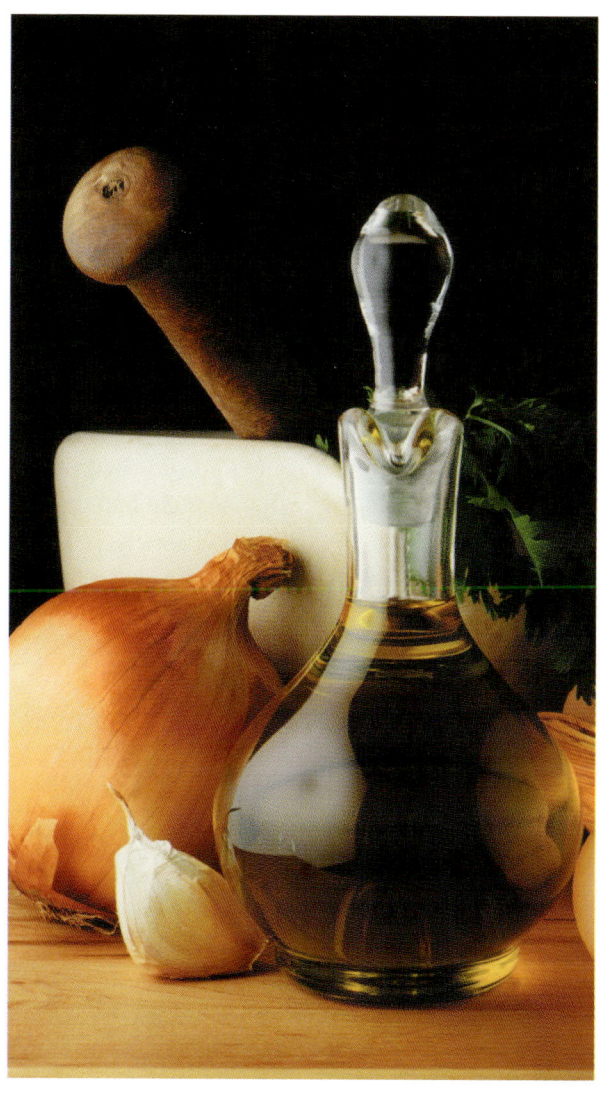

Auch im 2. Buch Mose, Kap. 12, Vers 8, finden wir eine praktische Anwendung von Heilkräutern. Darin lesen wir vom dramatischen Auszug des Volkes Israel aus Ägypten. In der letzten Nacht, vor Beginn der langen Wanderung, ordnete Gott dem Volk Israel durch Mose an, Fleisch zu essen. »Am Feuer gebraten«, wie es heißt, »dazu ungesäuertes Brot mit bitteren Kräutern«.

Wer sich in die Situation dieses Volkes versetzt, erkennt, wie sinnvoll und klug diese Anweisungen waren. Das Volk hatte eine anstrengende Wanderung vor sich und sollte dafür Fleisch essen, daß alle etwas Kräftiges im Magen hatten, am Feuer gebraten, gegrillt also, daß das ungesunde Fett abtropfen kann. Dazu ungesäuertes Brot, weil keine Zeit war zum Ansetzen des Brotes mit Sauerteig.

Eine prima Marschverpflegung also, bei der auch daran gedacht war, daß so kräftiges Essen schwer im Magen liegen und leicht ein unangenehmes Völlegefühl hervorrufen kann, was nicht gut für den Marsch gewesen wäre. Was aber könnte besser helfen, als bittere Kräuter? Gerade sie sind bestens dazu geeignet, schwer im Magen liegende Speisen verdauen zu helfen. Beifuß und Wermut hätten es gewesen sein können. Jede gute Hausfrau weiß, daß diese Kräuter auch heute noch zu jedem Gänse- oder

Rinderbraten gehören. Bei Völlegefühl trinken wir gerne einen Schluck Kräuterlikör.

Viele dieser Küchenkräuter können Sie selbst gut anbauen. Im Blumenkasten auf dem Balkon, im Wintergarten oder im Blumentopf auf der Fensterbank. Kräuter wie Schnittlauch, Petersilie, Kresse, Basilikum, Dill, Thymian, Bohnenkraut und Oregano sind dazu besonders geeignet. Wer einen kleinen sonnigen Garten hat, kann diese Auswahl noch wesentlich erweitern und Kräuter für Kräutertees hinzunehmen. Sehr dazu geeignet sind Pfefferminze, Apfelminze, Zitronenmelisse, Himbeer- und Brombeerblätter und vor allem Lindenblüten. Als spezielle Erkältungstees wären geeignet Spitzwegerich, Schafgarbe, Huflattich und Salbei.

Die meisten dieser Kräuterpflanzen sind mehrjährig, d. h. Pflanzen, die aus den Wurzelstöcken jedes Jahr wieder neu wachsen, ohne daß sie neu angepflanzt werden müssen. Einjährige Pflanzen sind Basilikum und Dill; sie müssen jedes Jahr neu ausgesät werden. Petersilie dagegen gilt als zweijährige Pflanze. Sie können die gängigsten Heil- und Gewürzkräuter heute aber auch preisgünstig als Jungpflanze in jeder guten Gärtnerei kaufen.

Heil- und Gewürzkräuter wachsen und gedeihen im Sommer. Getrocknet lassen sie sich gut für den Winter aufbewahren. Die getrockneten Blätter einfach durch ein Metallsieb reiben, und schon haben Sie die schönsten Kräuter für die Suppe, den Eintopf, die Kartoffeln, das Rührei oder die Quarkspeise.

Getrocknete Kräuter sollten jedoch nicht mitgekocht, sondern erst nach dem Kochen der fertigen Speise zugegeben werden. So bleiben die Vitamine erhalten. Wenn Sie auf all diese Dinge achten, können Sie sich Ihre eigenen Suppenkräutermischungen herstellen und je nach Geschmack und Geschick verwenden.

Sie können grüne Kräuter auch sehr gut einfrieren. Viele dieser Küchenkräuter lassen sich mit kleinen Gefrierbehältern oder einer Folientüte im Gefrierfach für den Winter frisch halten. Sie können in frischem Zustand auch kleingehackt und als Eiswürfel im Eisschrank eingefroren werden. Diese gefrorenen Eiswürfel können dann im Winter aus dem Gefrierfach genommen und auf einer kleinen Küchenreibe über der heißen Suppe abgerieben werden, und Sie haben die frischen Kräuter in der Suppe. Viele waren von dieser Art der Kräuterkonservierung schon begeistert.

Wenn Sie hingegen exotische Gewürze oder Gewürzmischungen im Handel kaufen, müssen Sie leider oft mit starken Rückständen von Pflanzenschutzmitteln rechnen. In vielen Ländern, in denen diese Gewürze und Heilkräuter angebaut werden, bestehen nämlich kaum Schutzbestimmungen.

Haltbarmachung von Gemüse

Gemüse hat im Unterschied zu Getreide eine sehr beschränkte Lagerfähigkeit. Wir erhalten frisches Gemüse zwar über das ganze Jahr. Ob dieses Gemüse aber tatsächlich frisch ist, muß bezweifelt werden. Solches Gemüse ist oft notreif geerntet worden, wird künstlich frisch gehalten und hat meist viele umweltbelastende Flugkilometer hinter sich.

Einkochen

Einkochen ist eine sehr alte Art der Konservierung. Gemüse, Obst, Fleisch und andere Lebensmittel können bei einer Temperatur von 80° bis 100° C eingeweckt oder eingemacht werden. Sie sollten diese Temperatur je nach Sorte 30 bis 120 Minuten lang halten; dadurch wird das Gut im Glas durch die Hitze sterilisiert, d. h. die fäulniserregenden Keime werden abgetötet. Durch das spätere langsame Abkühlen entsteht ein Vakuum im Glas, so daß der Deckel mit dem Gummiring einen dauerhaften Verschluß bildet.

Mineralstoffe, die im Obst und Gemüse reichlich enthalten sind, gehen durch die Hitze des Einkochens und die spätere Lagerung nicht verloren. Allerdings wird ein Teil von ihnen in den Saft ausgeschwemmt. Von daher ist es gut, wenn Sie den Saft mitverwerten. Von den Vitaminen wird durch Einkochen mindestens die Hälfte zerstört. Ein weiterer Teil wird durch die spätere Lagerung abgebaut. Kohlenhydrate und Eiweiße gehen durch das Erhitzen zumindest teilweise verloren.

Das alles trifft bei industriell angefertigten Konserven zu. Sie enthalten in der Regel nur noch wenige Inhaltsstoffe. Was bei dieser industriellen Verarbeitung allerdings noch hinzukommt, ist die Belastung durch chemische Lebensmittelzusatzstoffe und Geschmacksbeeinflussung durch die Konservenbüchse. So praktisch dieses »vorgekochte Gemüse« in Konserven oder als Tiefkühlware auch ist, vom gesundheitlichen Standpunkt aus ist dieses industriell verarbeitete Gemüse nicht zu empfehlen.

Werbesprüche der Konservenindustrie wie »Vitaminreiche Obstbeilagen vollenden den Geschmack«, »Fruchtige Vitamine jederzeit griffbereit«, »Mit Obstkonserven können Sie den Winter zum Sommer machen« oder «Qualität fällt nicht weit vom Stamm – wir fangen die Vitamine auf« müssen kritisch gesehen werden. Denn gerade die Vitamine, die in der Konserve am meisten leiden, werden in der Werbung geschickt in den Mittelpunkt gestellt.

Einfrieren

Weil das Einkochen einen relativ hohen Verlust an Inhaltsstoffen mit sich bringt und auch sehr arbeitsaufwendig ist, hat sich in den letzten Jahrzehnten das Einfrieren von Lebensmitteln immer mehr durchgesetzt. Jahrhunderte vorher waren kühle Natursteinkeller oder Erdmieten bereits die einzigen Möglichkeiten zur Lagerung von Lebensmitteln. In den Wintermonaten wurde auch Natureis von Flüssen und Seen zur Lagerung von verderblichen Lebensmitteln eingesetzt. Schon früh hatten die Menschen entdeckt, daß durch Kühlen die Haltbarkeit von Lebensmitteln verlängert werden kann.

Seit den letzten 30 bis 40 Jahren ist der Kühlschrank wie auch die Gefriertruhe aus dem privaten Haushalt nicht mehr wegzudenken. In vielen Dörfern wurden Gemeinschaftsgefrieranlagen gebaut, die sich jedoch nicht durchsetzen konnten. Durchgesetzt hat sich hingegen die Gefriertruhe im eigenen Heim. Durch das Gefrieren von Lebensmitteln werden die Mikroorganismen zwar nicht abgetötet, doch ihre Vermehrung wird unterbrochen. Mikroorganismen werden durch das Gefrieren im wahrsten Sinne des Wortes »auf Eis gelegt«, d. h. sie können über diese Zeit keinen verderblichen Schaden mehr anrichten.

Steigt die Temperatur beim Auftauen, beginnt sofort wieder ihre Aktivität. Von daher ist es auch so wichtig, aufgetaute Lebensmittel schnell zu verbrauchen.

Durch Einfrieren von Gemüse bleiben Aroma wie auch das frische Aussehen weitgehend erhalten. Selbst die empfindlichen Vitamine erleiden kaum einen Schaden. Abgebaut wird nach ungefähr 12monatiger Lagerung lediglich das Vitamin C, je nach Lebensmittel um etwa 50 %.

Fast alle Lebensmittel lassen sich einfrieren, auch viele Obst- und Gemüsesorten. Wenn Gemüse vor dem Einfrieren 2 bis 3 Minuten in sehr heißes bis kochendes Wasser getaucht und anschließend im kalten Wasser abgekühlt wird, bleibt Ihnen auch die frische grüne Farbe weitgehend erhalten. Außerdem werden durch diese kurze Hitze viele Mikroorganismen und verderbnisfördernde Enzyme zerstört. So gehört Einfrieren heute zu den schonendsten und wirtschaftlichsten Verfahren der Lebensmittellagerung.

Milchsäuregärung

Das Verfahren der Milchsäuregärung ist eine der ältesten Konservierungsformen überhaupt. Zur Aufbewahrung von Gemüse ist sie als Konservierungsmethode bei vielen Völkern des Fernen Ostens schon seit Jahrtausenden bekannt. Auch Griechen

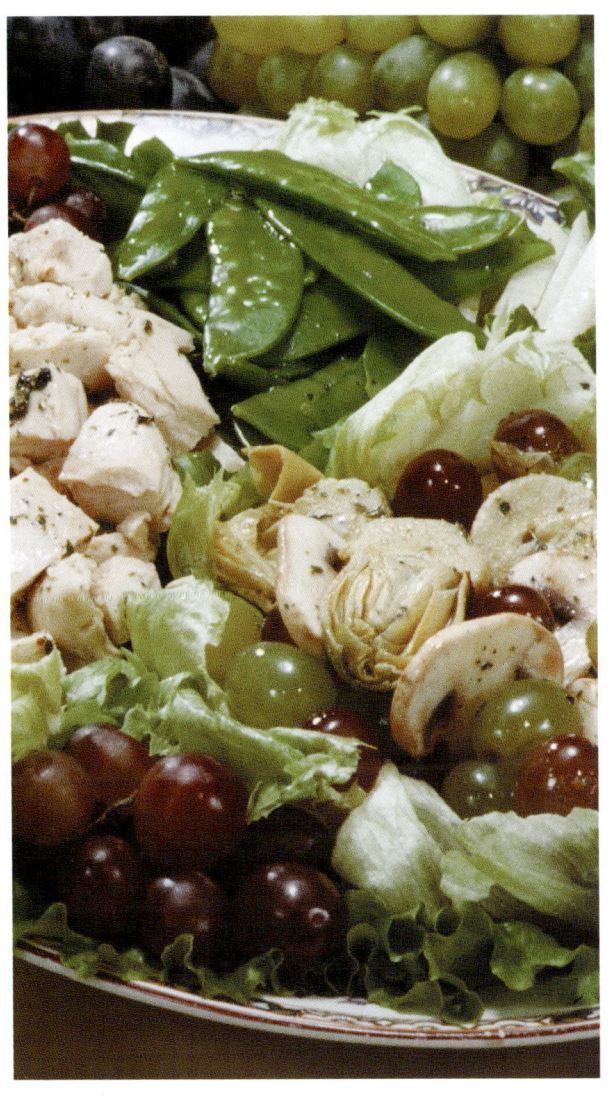

und Römer kannten das sauer gegorene Kraut. Schon ihnen galt es als Heilmittel.

Sie können Sauerkraut nach altbewährter Tradition selbst herstellen. Dazu eignen sich die schweren Steingutgefäße aus Großmutters Zeiten ebenso wie die modernen Steingut-Gärtöpfe, die der Handel in verschiedenen Größen anbietet. Die Steinguttöpfe bestehen aus hartgebranntem Ton und sind innen und außen mit einer Glasur versehen. Diese modernen Gärtöpfe verfügen über einen Deckel, passend zur vorgesehenen Wasserrinne am oberen Rand, und über zwei halbkreisförmige Steine zum Beschweren des Inhaltes. Mit einem speziellen Hobel werden die frisch geernteten Weißkrautköpfe in dünne Scheiben geraspelt. Kleinere Mengen schafft die geschickte Hausfrau mit einem scharfen Messer. Durch gleichmäßiges Einstampfen des Gärgutes wird die Luft und damit der Sauerstoff verdrängt. Ohne Sauerstoff aber werden die davon lebenden Mikroorganismen in ihrer Vermehrung gehemmt und sterben ab. Jetzt entwickeln sich die für die Gärung wichtigen Bakterien. In der sich bildenden Kohlensäure entstehen beste Lebensbedingungen für diese Bakterien, die keinen Sauerstoff brauchen. Die Milchsäuregärung kann also beginnen.

Im nun entstehenden »sauren Milieu« der Milchsäurebakterienaktivität haben unerwünschte Keime und Fäulniserreger keine Chance mehr. Wer vorher etwas Molke hinzugegeben hat, kann diesen Prozeß sogar noch beschleunigen. Wichtiger als diese Molke, die natürliche Milchsäure enthält, ist aber das Kochsalz, das beim Einstampfen des Krautes nicht vergessen werden darf. Kochsalz bindet Wasser und verhindert so eine Vermehrung von unerwünschten Hefe- und Schimmelpilzen.

Die Milchsäure, die in diesem Gärungsprozeß entsteht, ist für den menschlichen Organismus von ganz besonderem Wert. Wir wissen von dieser Milchsäure, daß sie heilende Wirkung hat. Sie wirkt verdauungsfördernd, fördert die Bildung nützlicher Bakterien im Magen- und Darmbereich und unterdrückt die weniger wertvollen bzw. schädlichen Bakterien. Gleichzeitig wird bei der Milchsäuregärung das Zellgewebe der Pflanzen gelockert und das Eiweiß teilweise aufgespalten. Sauerkraut ist daher leicht verdaulich.

Wenn Sie es besonders gut machen möchten, können Sie beim Einstampfen des fein geschnittenen Weißkrautes dünne Apfelscheiben und Wacholderbeeren mit einstampfen, die den richtigen Geschmack bringen; ebenso Kümmel, der verdauungsfördernd wirkt und Blähungen verhindert.

Das alles wird sorgfältig eingestampft und mit großen, ganzen Kohlblättern und einer Plastikfolie abgedeckt. Jetzt werden die beiden Steinplatten für die Beschwerung aufgelegt und dann der Deckel. Achten Sie von nun an darauf, daß die Wasserrinne immer mit Wasser gefüllt ist, damit die Zufuhr von Sauerstoff unterbunden bleibt. In den ersten zwei bis drei Tagen sollte das Sauerkraut in einem Raum mit einer Zimmertemperatur von 20° bis 23° C stehen. Anschließend wäre es günstig, wenn Sie das Sauerkraut für ungefähr drei Wochen in einen etwas kühleren Raum mit einer Zimmertemperatur von 12° bis 15° C stellen könnten.

Daß der Gärungsprozeß so richtig in Gang gekommen ist, erkennen Sie besonders in den ersten Tagen daran, daß kleine Gasblasen durch die Wasserrinne entweichen. Dieser gesamte Gärungsprozeß ist nach ungefähr sechs bis acht Wochen beendet. Von nun an können Sie das Sauerkraut in der von Ihnen gewünschten Menge aus dem Gärtopf nehmen, wie Sie es täglich brauchen. Achten Sie aber immer darauf, daß der Gärbehälter bis zum Endverbrauch an einer kühlen Stelle steht, der Topf nach jeder Entnahme von Sauerkraut wieder sorgfältig verschlossen wird und die Wasserrinne immer gefüllt ist.

Milchsauer vergären können sie übrigens nicht nur Weißkraut, sondern auch Bohnen, Brokkoli, Blumenkohl, rote Bete, Möhren und Zwiebeln.

Es bleibt dabei

Vielseitigkeit ist eines der besonderen Merkmale in Gottes Schöpfung. Sie ist oft vielseitiger, als wir meinen. Zwei Salatköpfe können äußerlich gleich aussehen und von ihren Inhaltsstoffen her doch sehr verschieden sein. Sorten, Jahreszeit, Wetter, Boden Düngung, Höhenlage, chemische Spritzungen, Nachbarpflanzen, Frische und noch viele andere Faktoren haben Einfluß auf die Inhaltsstoffe jedes einzelnen Salatkopfes. Ein Blumenkohl im Frühjahr kann eine ganz andere Qualität haben als ein Blumenkohl im Sommer. Eine Tomate, an der Sonnenseite gewachsen, ist anders als eine in der schattigen Mitte der anderen. Dabei geht es sehr oft nicht um ein Besser oder Schlechter. Es können beide wertvoll sein und durch ihre unterschiedlichen Inhaltsstoffe zur Ergänzung und Fülle einer gesunden Ernährung beitragen.

Wir Menschen sind ja auch oft sehr unterschiedlich. Vor allem in unseren Geschmacksvorstellungen. Deshalb reagieren wir auf ein und dieselbe Speise sehr unterschiedlich. Was dem einen sehr gut bekommt, kann bei dem anderen unter Umständen unangenehme Bauchschmerzen auslösen.

Von daher gilt, was wir im alten Weisheitsbuch Sirach, Kap. 37, Vers 27, lesen: »... hinsichtlich deiner Lebensweise prüfe deine Natur und sieh zu, was ihr schädlich ist und gib es ihr nicht; denn nicht allen ist alles zuträglich, und nicht jeder Natur sagt alles zu.«

Aber es bleibt dabei: Vielseitigkeit und Verschiedenheit ist ein Merkmal in Gottes Schöpfung. Sie erinnert uns nicht nur immer wieder an die Kreativität und Größe unseres Schöpfers, sondern verrät uns auch das Geheimnis einer gesunden und natürlichen Ernährung. Solch eine Ernährung wird zwar immer einfach sein, aber immer auch vielseitig. Und dazu eignet sich unser Gemüse ganz besonders.

Michael Elies, Eckard Krüger, Annette Kerckhoff
Was tun bei Osteoporose

*„Die Osteoporose ist aber
ein stiller und konsequenter Dieb,
der über viele Jahre unerkannt bleibt,
bis Knochenbrüche aus geringsten Anlässen
ihn schließlich verraten."*
Reiner Bartl (2011)

Ähnlich läuft der Prozess nach Knochenbrüchen ab. Aus der Bruchstelle entwickelt sich zunächst Bindegewebe (Kallus), daraus dann Knochengewebe. Auch hier werden die Mineralsalze nach und nach in das Bindegewebe eingelagert.

Dieser Mechanismus ist etwas Besonderes und verdient Beachtung: Denn während nach einer Hautverletzung in aller Regel eine Narbe zurückbleibt, die sich von der normalen Haut in ihrer Beschaffenheit und Funktion unterscheidet, ist der Körper in der Lage, beim Knochen wieder funktionsfähiges und in der Regel unauffälliges Knochengewebe aufzubauen. Ein segensreicher Mechanismus der Natur! Bei komplizierten Brüchen nutzen Ärzte diese Fähigkeit des Knochengewebes: Man kann Knochenstücke des Patienten selbst transplantieren, um im Verletzungsbereich die Knochenbildung neu in Gang zu bringen.

Aufbau und Struktur

Es gibt verschiedene Knochenformen, die wichtigsten sind Röhrenknochen und platte Knochen. Röhrenknochen sind Knochen, wie man sie sich klassischerweise vorstellt: Sie sind lang und haben

verdickte Enden. Oberschenkelknochen, die Knochen am Arm, die Rippen oder das Schlüsselbein werden beispielsweise zu den Röhrenknochen gezählt. Das Brustbein, die Beckenschaufeln, der Schädel oder das Schulterblatt gehören zu den platten Knochen.

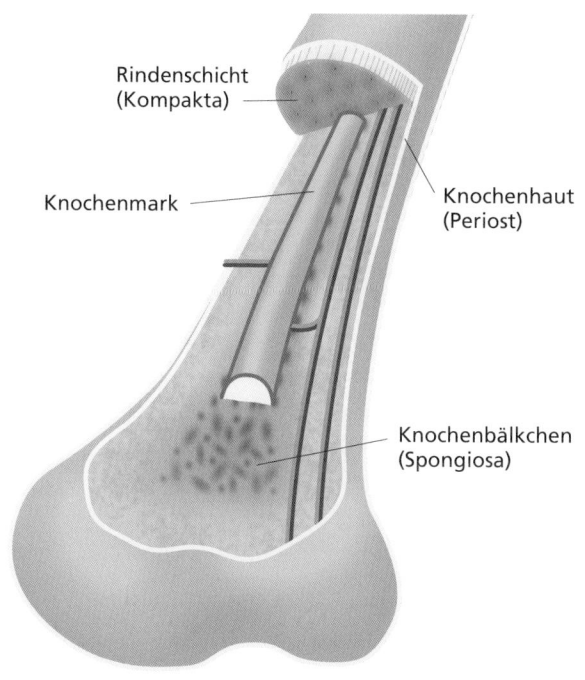

Rindenschicht
(Kompakta)

Knochenmark

Knochenhaut
(Periost)

Knochenbälkchen
(Spongiosa)

Struktur des Röhrenknochens

Die verdickten Enden der Röhrenknochen werden als **Epiphysen** bezeichnet. Zwischen ihnen befindet sich der **Knochenschaft**. Die Enden der Epiphysen sind mit Knorpel überzogen, um eine – im wahrsten Sinne des Wortes – reibungslose Bewegung im Gelenk zu gewährleisten.

Die äußere Knochenschicht ist die Rindenschicht (**Kompakta** oder Kortikalis), die in ihrer Struktur dicht und fest ist. Die Kompakta ist von einer äußerst festen Bindegewebsschicht umgeben, der Knochenhaut (**Periost**), welche Blutgefäße enthält und sehr dicht mit Nervenenden versehen ist – dies macht den Tritt vor das Schienenbein so schmerzhaft!

Außen am Knochen setzen die bindegewebigen Stränge der Sehnen und Muskeln an. Erst diese Funktionseinheit zwischen Muskeln, Sehnen und Knochen erlaubt die Kraftübertragung auf den Knochen. Darüber hinaus bringt der Zug an der Knochenhaut Leben und Stoffwechsel in diese eher stoffwechselträgen Gewebe.

Im Inneren der verdickten Enden der Röhrenknochen und der platten Knochen ist die Struktur des Knochengewebes im Vergleich zur Rindenschicht lockerer, geradezu schwammartig. Man spricht von Knochenbälkchen oder **Spongiosa**.

Die lockere Struktur der Spongiosa dient dazu, Gewicht einzusparen. Sie ist netzwerkartig aufgebaut, entspricht dabei genau den auf diesen Knochen einwirkenden Zug- und Druckbelastungen und sorgt somit trotz ihrer „Leichtbauweise" für große Stabilität. Im Inneren des Knochenschaftes schließlich ist der Knochen hohl. Hier befindet sich das Knochenmark.

Ernährung des Knochens

Die Ernährung des Knochens erfolgt von der Knochenhaut aus. Blutgefäße ziehen sich von hier aus durch so genannte „Volkmann-Kanäle", die senkrecht in den Knochen hinein zu Zentralkanälen („Havers-Kanäle") verlaufen. Aus diesen Blutgefäßen treten Nährstoffe und Sauerstoff in die Knochenzellen über. Die Abbauprodukte des Knochens werden auf dem gleichen Wege abtransportiert.

2. Der Knochenstoffwechsel

Auf- und Abbau des Gewebes

Das Knochengewebe befindet sich in einem ständigen Auf- und Abbau. Die aufbauenden Zellen heißen **Osteoblasten**. Sie sind für das Längenwachstum der Knochen in der Kindheit und Jugend zuständig. Es hat einen Einfluss auf die „Knochengesundheit" des ganzen Lebens, wie die Knochen in der Kindheit und Jugend aufgebaut werden. Mit Sorge werden daher der bei vielen Kindern zunehmende Bewegungsmangel, die fehlerhafte Ernährung oder das Rauchen von Jugendlichen beobachtet, Faktoren also, durch welche die Knochen nicht optimal aufgebaut werden. Nach der eigentlichen Wachstumsphase sind die Osteoblasten für den Erhalt des Knochengewebes zuständig. Sie bilden die so genannte Knochenmatrix, die durch die Einlagerung von Mineralsalzen mit der Zeit verkalkt.

Die Gegenspieler der Osteoblasten sind die **Osteoklasten**, die den Knochen abbauen.

Im Knochen selbst finden sich die **Knochenmarkzellen**, die der Blutbildung dienen. Hier entwickeln sich sowohl die Osteoblasten als auch die Osteoklasten. Um die Knochengesundheit zu

gewährleisten, müssen Osteoblasten und Osteo-klasten in einem Gleichgewicht stehen. Genau hier setzt das Problem der Osteoporose an: Bei dieser Erkrankung wird aus vielen verschiedenen Gründen mehr Knochensubstanz ab- als aufgebaut. Denn der Knochenstoffwechsel hängt, wie Sie auf den folgenden Seiten sehen werden, eng mit anderen Organsystemen und mit der Lebensweise zusammen. Es gibt Faktoren, die den Knochenabbau fördern, aber auch Faktoren, die den Knochenaufbau unterstützen.

Bei der Vorbeugung einer Osteoporose geht es also darum, aktiv dazu beizutragen, dass die Waage zwischen Osteoblasten und Osteoklasten im Lot bleibt bzw. wieder ins Lot gerät. Dies ist auch der Grundsatz der Osteoporose-Therapie: den Knochenaufbau zu unterstützen – und den Knochenabbau zu stoppen oder wenigstens zu verlangsamen.

Belastbarkeit des Knochens

Ein wichtiges Merkmal der Knochengesundheit ist die Belastbarkeit oder Festigkeit des Knochens. Sie setzt sich zusammen aus der Knochendichte und der Knochenqualität. Die Knochenqualität

umfasst sowohl die Knochenstruktur als auch die Knochendynamik. Die Knochenstruktur beschreibt die Architektur der Knochenbälkchen, die dicht, fest und stabil oder – im Falle der Osteoporose – spärlich, dünn und brüchig sein können. Darüber hinaus beschreibt die Knochenstruktur das Verhältnis von Knochenbälkchen (Spongiosa) zur Rindenschicht (Kompakta). Mit Knochendynamik ist die Geschwindigkeit des Knochenstoffwechsels gemeint. Diese beschreibt vor allem das Verhältnis von knochenaufbauenden zu knochenabbauenden Prozessen.

Einflüsse auf Knochenauf- und -abbau

Der Knochenstoffwechsel, der Knochenauf- und -abbau sind eng mit anderen Organsystemen und Faktoren verbunden.

Hormone

Der Knochenstoffwechsel ist z. B. eng mit dem Hormonstoffwechsel verbunden. Hormone wie das Östrogen fördern den Knochenaufbau und hemmen gleichzeitig den Knochenabbau. Daher kommt es bei Frauen nach den Wechseljahren, in der Menopause, wenn weniger Östrogen produ-

ziert wird, eher zu einem Knochenabbau. Das Wissen um diesen Zusammenhang von Östrogen und Knochenstoffwechsel führte dazu, dass Östrogengaben als Therapie gegen Osteoporose eingesetzt wurden ("Hormonersatztherapie"). Allerdings – so weiß man heute – geht diese Therapie auch mit unerwünschten Nebenwirkungen einher: Die Östrogentherapie erhöht das Risiko, an Brustkrebs oder tiefen Beinvenenthrombosen zu erkranken (was wiederum das Risiko einer Lungenembolie erhöht), so dass diese Therapie nur noch nach Einzelfallprüfung durchgeführt werden sollte.

Das männliche Geschlechtshormon Testosteron fördert vor allem den Knochenaufbau. Auch andere Hormone haben indirekt einen Einfluss auf den Knochenstoffwechsel, so z. B. das Parathormon aus der Nebenschilddrüse oder das Calcitonin aus der Schilddrüse.

Vitamine und Mineralien

Auch zahlreiche Vitamine sind für den Knochen- und den Kollagenstoffwechsel erforderlich. Zu ihnen gehören insbesondere die Vitamine A, B6, B12, C, D und K (siehe auch Tabelle "Vitamine und Spurenelemente" im Anhang, S. 94).

Das wichtigste Vitamin, das man im Hinblick auf den Knochenaufbau kennen sollte, ist das **Vitamin D**, das insbesondere für den Kalziumstoffwechsel eine Rolle spielt.

Unter dem Begriff „Vitamin D" wird eine Gruppe von fettlöslichen Vitaminen zusammengefasst. Vitamin D wird dem Körper nur zu einem Teil über die Nahrung zugeführt. Der weitaus größere Teil wird unter Sonnenlicht vom Körper selbst in der Haut gebildet. Hierbei hängt die gebildete Menge Vitamin D direkt mit der Fläche der Haut zusammen, die von der Sonne beschienen wird. Halten wir uns zu selten in der Sonne auf – und das trifft viele Menschen gerade in der nördlichen Halbkugel, insbesondere, wenn sie wenig im Freien sind – und/oder nehmen wir zu wenig Vitamin D mit der Nahrung auf, führt das zu einem verminderten Vitamin D-Spiegel. In der Folge kommt es zu einer verminderten Aufnahme von Kalzium im Darm, zu einem vermehrten Verlust von Kalzium über die Nieren und zu einer verringerten Einlagerung von Kalzium in die Knochen.

Vitamin K kontrolliert die Blutgerinnung und aktiviert den Knochenaufbau. Bei Vitamin K-Mangel kommt es zu einer vermehrten Blu-

tungsneigung. Chronischer Vitamin K-Mangel, wie er etwa unter der Einnahme von Blutgerinnungshemmern (z. B. Marcumar) erzeugt wird, führt zu einem erhöhten Osteoporoserisiko.

Auch ein Mangel der B-Vitamine erhöht das Osteoporoserisiko. **Vitamin B12** wird im Organismus zum Wachstum und zur Reifung von Blutzellen im Knochenmark benötigt. **Vitamin B6** beeinflusst den Knochenstoffwechsel, da es z. B. an der Kollagenbildung beteiligt ist. **Folsäure**, ebenfalls ein B-Vitamin, wird für die Zellbildung gebraucht. Vitamin B6, B12 und Folsäure sind zudem erforderlich, um Homocystein, eine im Stoffwechsel anfallende schwefelhaltige Aminosäure, die erhöht Risikofaktor für Gefäßerkrankungen und Osteoporose gilt, abzubauen.

Das wichtigste Mineral im Zusammenhang mit der Knochengesundheit ist **Kalzium**. Kalzium wird fast ausschließlich in Knochen und Zähnen gespeichert und übt dort eine wichtige Aufbaufunktion aus. Der Kalziumspiegel im Blut wird hormonell sehr fein reguliert, wobei hier, wie bereits beschrieben, Hormone aus Schilddrüse (Calcitonin) und Nebenschilddrüse (Parathormon) eine Rolle spielen.

II. Osteoporose

1. Kennzeichen der Osteoporose

Definition

Osteoporose ist eine Stoffwechselerkrankung des Skelettsystems, die durch den Verlust bzw. die Verminderung von Knochensubstanz und -struktur gekennzeichnet ist. Insbesondere die Feinstruktur oder „Mikroarchitektur" des Knochengewebes verschlechtert sich. Die Folge ist eine vermehrte Knochenbrüchigkeit.

Es gibt zahlreiche Einteilungen der Osteoporose nach Ausdehnung, Knochenumsatz, Alter und Geschlecht, Ursache, Schweregrad (insgesamt vier) und Knochenbefund. Sinnvoll ist die Unterscheidung in die primäre Osteoporose, die im fortgeschrittenen Lebensalter auftritt, und die sekundäre Osteoporose, die in Folge anderer Krankheiten oder auch Therapien auftritt.

Generell kann man die Osteoporose in zwei Stadien unterteilen:

– Im ersten Stadium, das als „präklinische" Osteoporose bezeichnet werden kann, ist zwar ein erhöhter Knochenabbau festzustellen, es

ist jedoch *noch nicht* zu Knochenbrüchen gekommen.

Im zweiten Stadium, der „manifesten Osteoporose" kommt es zu Knochenbrüchen schon bei geringen Anlässen.

Die unterschiedlichen Stadien bedingen unterschiedliche Maßnahmen. Im Vorfeld der präklinischen Osteoporose geht es darum, die Abnahme der Knochendicht, so gut es geht, zu verhindern. Auch in diesem Ratgeber spielt die Vorbeugung eine große Rolle.

Im ersten Stadium, der präklinischen Osteoporose, hat sich die Knochendichte schon reduziert. So ist es wichtig, den weiteren Verlauf einzudämmen und dem zweiten Stadium vorzubeugen. Gleichzeitig muss nun, anders als bei noch intakter Knochenstruktur, das Risiko eines Bruchs stärker einkalkuliert werden. Dies gilt insbesondere mit Blick auf körperliche Aktivitäten.

Ist die Osteoporose weiter fortgeschritten, so hat die Vermeidung von Brüchen oberste Priorität.

Knochendichte und Knochenqualität

Als wichtiges Merkmal für eine Osteoporose wird in der Regel eine abnehmende Knochendichte genannt. Man spricht von einer Osteoporose, wenn die Knochenmineraldichte (DXA-Methode) um 2,5 Standardabweichungen (SD) unter dem statistischen Mittelwert gesunder prämenopausaler Frauen liegt (= T-Score) (Erläuterung der Begriffe auf S. 23 und 25).

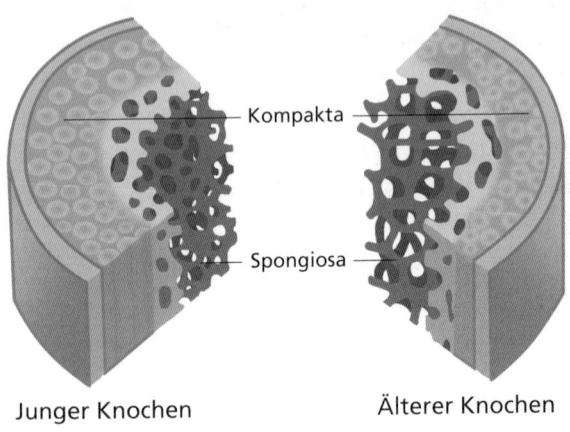

Kompakta

Spongiosa

Junger Knochen   Älterer Knochen

Knochendichte im Vergleich

Bitte bedenken Sie: Eine Abnahme der Knochendichte im Alter ist normal und möglicherweise sogar hilfreich, weil wir dadurch – unter Umständen – weniger Gewicht auf die Waage bringen, was für die Beweglichkeit bei einer abnehmenden muskulären Vitalität im Alter gut ist. Vielleicht ist es auch nur Ausdruck dafür, dass sich sämtliche Stoffwechselprozesse im Alter verlangsamen. Es könnte eventuell ein ganz natürlicher Prozess des Welkens seins, den wir in gewissen Grenzen natürlich beeinflussen können. Je weniger wir den Körper fordern, umso rascher nimmt die Trägheit des Stoffwechsels zu, und die Abbauprozesse greifen zügiger um sich. Die Natur ist da in einer fast grausamen Weise direkt und gradlinig: Was nicht in Gebrauch steht, wird zurück- oder abgebaut.

Wichtig zu wissen ist zudem: Osteoporose ist nicht allein eine Frage der Knochendichte, sondern auch der Knochenqualität, die im Grundlagenkapitel bereits beschrieben wurde und die viele andere Faktoren berücksichtigt: das Verhältnis von Kompakta (Rindenschicht) und Spongiosa, in welchem Umfang die Knochenzellen „vernetzt" und miteinander verbunden sind (was die Stabilität erhöht), ob und in welchem

Ausmaß es zu einer „Durchlöcherung" der ohnehin schwammartigen Spongiosa kommt, in welchem Zustand die Knochensubstanz selbst ist, wie gut mineralisiert die Knochenmatrix ist, in welchem Umfang die Kollagenfasern in der Matrix miteinander verbunden sind – und wie es schließlich um die Reparaturmechanismen im Knochen bestellt ist.

i Die **Knochendichte** (= Knochenmasse) ist nur *ein* Aspekt von Knochengesundheit.

Das Knochenbruchrisiko

Für die Frage, wie hoch das Knochenbruchrisiko des Einzelnen ist, spielt – neben Knochendichte und allgemeiner „Knochengesundheit" – vor allem eine Rolle, wie hoch das Sturzrisiko ist. Das Sturzrisiko wiederum hängt davon ab, wie es um die Beschaffenheit des aktiven Bewegungsapparates (Muskulatur, Sehnen und Bänder) bestellt ist, wie gut die Koordination, der Gleichgewichtssinn und das Nervensystem (nervliche Steuerung des Bewegungsapparates) sind. Mit anderen Worten: Ein Mensch kann eine geringe Knochendichte haben, aber eine gute

Knochenqualität. Ein anderer hat neben der geringen Knochendichte auch eine schlechte Knochenqualität, ist jedoch gut trainiert, so dass es trotz schlechter Knochen nicht zu Stürzen oder Brüchen kommt, weil die Muskulatur gut trainiert ist, Koordination und Gleichgewichtssinn gut funktionieren.

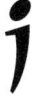 Den Blick allein auf die Knochendichte zu werfen, ist sowohl für die konventionelle als auch für die naturheilkundliche Behandlung unzureichend. Es muss bei der Vorbeugung der Osteoporose um die Verbesserung des Knochenstoffwechsels, bei der fortgeschrittenen Osteoporose vor allem um die Verhütung von Knochenbrüchen gehen.

Symptome der Osteoporose

In aller Regel ist der Verlauf der Osteoporose schleichend. Sie macht sich erst bei fortgeschrittenem Verlauf mit Beschwerden und Frakturen bemerkbar. Symptome sind:
- Diffuse, nächtliche Schmerzen
- Spontanfrakturen bzw. Knochenbrüche, bei denen die Schwere der Verletzung nicht im

Verhältnis zu den Folgen steht, bei z. B. ein Rippenbruch bei einer Umarmung, oder ein Unterarmbruch bei einem Sturz
– Alarmzeichen ist oft ein erster Wirbelbruch, der zu akuten Rückenschmerzen führt.
– Bei fortgeschrittener Osteoporose kommt es zu anhaltenden Rückenschmerzen.
– Eine Verminderung der Körpergröße sollte ebenfalls als Hinweis auf eine mögliche Osteoporose gewertet werden. Bei einer deutlichen Verminderung der Körpergröße können sich am Rücken so genannte „Tannenbaumfalten" (abwärts nach unten verlaufende Falten) zeigen.

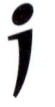

Bei spontan auftretenden Brüchen, akutem heftigem Rückenschmerz und Verminderung der Körpergröße sollte der Verdacht auf eine Osteoporose geprüft werden.

2. Diagnose

Verschiedene Diagnosemethoden

Häufig wird die Osteoporose erst bei Frakturen oder als Zufallsbefund diagnostiziert. Bei Verdacht auf Osteoporose erfolgt in der Regel folgendes Vorgehen:

Zunächst erhebt der Arzt die **Krankengeschichte** und nimmt eine **körperliche Untersuchung** vor. Bei der Krankengeschichte sind Fragen nach Medikamenteneinnahmen (z. B. Kortison, Säureblocker, Marcumar usw.) wichtig. Darüber hinaus ist bei Frauen der Verlauf der Menstruation und der Menopause genau zu erheben. Weiter werden das tatsächliche regelmäßige Bewegungsmaß und die Ernährung gezielt abgefragt und vergangene Knochenbrüche, deren Heilungsverlauf, die Mobilität und Schmerzsyndrome usw. erfasst. Bei der körperlichen Untersuchung spielen die Körpergröße und das Gewicht, die Haltung, die Beweglichkeit der Wirbelsäule, der Muskeltonus und das Hautfaltenrelief, aber auch die Schmerzempfindlichkeit eine wichtige Rolle.

In **Röntgenuntersuchungen** werden die Verluste der Knochenmasse erst deutlich, wenn sie schon

relativ weit fortgeschritten sind. Auch zeigen Röntgenbilder <u>Verformungen</u> oder Einbrüche der Wirbelkörper, die auf eine Osteoporose hinweisen.

Die **Knochendichtemessung** (Bone Mineral Density Tests, BMD) gibt Aufschluss über die Knochendichte. Das gängigste Verfahren ist die DXA-Methode (Dual Energy X-ray Absorptiometry) an der Lendenwirbelsäule und/ oder der Hüfte, die auch vom Dachverband Osteologie empfohlen wird. Hinzuweisen ist darauf, dass ein niedriger DXA-Wert auch andere Ursachen haben kann als eine Osteoporose. Im nächsten Unterkapitel wird ausführlich auf die Knochendichtemessung eingegangen.

Ein Messverfahren für die eigentliche Knochenqualität müsste die dreidimensionale Struktur des Knochens abbilden. Dies ist derzeit lediglich mit speziellen und noch wenig verbreiteten **Computertomographen** möglich (Xtreme-CT).

Auch **Ultraschalluntersuchungen** werden teilweise in der Knochendichtemessung eingesetzt. Allerdings lässt sich bezüglich der Dichte mit dem Ultraschall keine verlässliche Aussage machen. Trotzdem ist der Ultraschall in der Knochenuntersuchung interessant, weil es z. B. mög-

lich ist, die Knochensteifigkeit zu beurteilen, die wiederum auf das Knochenbruchrisiko Rückschlüsse zulässt. Die Steifigkeit eines Knochens hat letztlich mit der Knochendichte nicht viel zu tun. Da der Ultraschall leicht einzusetzen ist und keine Strahlenbelastung mit sich bringt, könnte er auch zukünftig in der Abschätzung des Bruchrisikos an Bedeutung gewinnen.

Eine **Blutuntersuchung** gibt zusätzliche Hinweise. In der modernen Labormedizin gibt es verschiedene Laborwerte, die Rückschlüsse auf die Tätigkeit der Osteoblasten und der Osteoklasten erlauben. Beispielsweise liefert die Bestimmung der Knochen-AP (Alkalische Phosphatase oder Ostase), einem Enzym, das von den Osteoklasten freigesetzt wird, Hinweise auf den Knochenabbau. Die Ostase kann zur Beurteilung des Verlaufs einer Osteoporose-Behandlung mit herangezogen werden. Daneben liefert das Blutbild Hinweise auf weitere Erkrankungen und auf die Nierenfunktion.

i Auch bei einem ganz „normalen" Blutbild kann man den Vitamin D-Spiegel bestimmen lassen, um ein mögliches Defizit dieses Vitamins zu erkennen.

Die Knochendichtemessung

Man unterscheidet bei der Knochendichtemessung den T-Wert vom Z-Wert. Durch sie kann man herausfinden, wie sehr der Wert von einem gesunden jungen Körper (T-Wert) und einem ähnlich alten Körper (Z-Wert) abweicht. Der T-Wert kommt durch den Vergleich mit einer (gesunden) Durchschnitts-Person gleichen Geschlechts zwischen dem 20. und 30. Lebensjahr zustande. Der Z-Wert gibt Auskunft über den Vergleich zu einer Durchschnitts-Person gleichen Geschlechts und gleichen Alters.

Die DXA-Methode (Dual Energy X-ray Absorptiometry) an der Lendenwirbelsäule und/ oder der Hüfte ist das derzeit wissenschaftlich anerkannte Verfahren zur Knochendichtemessung. Zu beachten ist, dass durch diese Methode keine Aussage über die Knochenqualität gemacht werden kann.

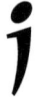

Es ist wichtig, dass der Verlauf einer Osteoporose und damit auch die Kontrolle des Behandlungserfolges immer mit demselben Verfahren erfasst wird.

Verlaufsbestimmung

Es ist gut, dass es Messverfahren gibt, die eine Osteoporose von ihrem Ausmaß her bestimmen können. Zugleich dürfen wir nicht allzu leichtgläubig gegenüber den Messverfahren sein. Sobald wir einem Zustand Zahlen zuweisen können, scheint der Zustand eine andere Objektivität zu besitzen, was nicht immer zutreffend ist. Auch stellt sich aus naturheilkundlicher Sicht die Frage, ob T- oder Z-Wert die Lebensrealität „besser" abbildet. Letztlich haben solche Untersuchungen ihren Wert nicht so sehr durch die Angabe absoluter Zahlenwerte, sondern viel eher durch Verlaufsbestimmungen. Der Vergleich mit einer Messung aus der Vergangenheit bzw. einer Messung in einem oder zwei Jahren könnte viel eher Aufschluss über die Notwendigkeit eines raschen Einschreitens gegen eine drohende Osteoporose geben.

Ähnliche Krankheiten

Abgegrenzt werden muss die Osteoporose von der **Osteomalazie**, einer Störung in der Mineralisierung des Knochengewebes. Bei dieser Krankheit wird zu wenig Kalzium und Phosphor in die

Knochensubstanz eingelagert, es kommt zu einer „Knochenerweichung". Die Symptome der Osteomalazie sind starke Knochenschmerzen im Beckengürtel, Empfindlichkeit des Brustkorbes beim Husten und Niesen, Größenverlust, Gehstörung („Watschelgang"), Deformationen von Brustkorb und Becken und Muskelschwäche. Therapiert wird die Osteomalazie vor allem durch hohe Gaben von Vitamin D.

Auch gegenüber **Knochentumoren** muss eine Abgrenzung stattfinden. Jedes Karzinom und jedes Sarkom können im Knochenskelett – und hier vor allem in der Wirbelsäule – Metastasen bilden, bei denen es zu Knochenverdichtungen oder zur Zerstörung des Knochens kommt.

3. Ursachen und Risikofaktoren

Risikogruppen

Es gibt verschiedene Risikofaktoren für die Osteoporose. Je nachdem, ob man von diesen Risikofaktoren betroffen ist, haben manche Menschen ein höheres Risiko, an Osteoporose zu erkranken, als andere. Deshalb kann es – je nach Vorgeschichte und Umständen – variieren, in welchem Alter man eine Osteoporose abklären sollte:

- Frauen ab 70 Jahren und Männer ab 80 Jahren, wenn keine weiteren Risikofaktoren oder Auffälligkeiten vorliegen.
- Frauen ab 60 und Männer ab 70 Jahren mit folgenden Risiken, die sich direkt auf den Knochenstoffwechsel auswirken können: Untergewicht, Nikotinkonsum, vorliegende Frakturen, Oberschenkelhalsbruch von Vater oder Mutter, mehr als zwei Stürze im Jahr ohne äußeren Anlass, Immobilität.
- Frauen und Männer, bei denen sich eine sekundäre Osteoporose aufgrund folgender Erkrankungen oder Medikamenteneinnahmen entwickeln könnte: Geschlechtshormonmangel, Überproduktion von Cortisol, Überfunktion der Nebenschilddrüse, Schild-

drüsenüberfunktion, chronische Nierenfunktionsstörung, insulinpflichtiger Diabetes, Laktoseintoleranz, Zöliakie, operative Entfernung von Teilen des Magens und/ oder des Dünndarms, Magersucht, chronisch entzündliche Darmerkrankungen, entzündlich rheumatische Erkrankungen, bestimmte Formen von Brust- und Prostatakrebs. Auch Medikamente können eine Osteoporose begünstigen. Daher sollten Menschen eine Osteoporose abklären, wenn sie Antiepileptika, Glitazone oder über mehrere Monate Glucocorticoide einnehmen. Manche Medikamente wie z. B. Schlafmittel oder Antidepressiva können Stürze begünstigen.

– Frauen und Männer jeden Alters, die sich im Rahmen einer alltäglichen Situation bereits einen oder mehrere Wirbelkörper gebrochen haben.

Beeinflussbare und nicht-beeinflussbare Risiken

Die Risikofaktoren der Osteoporose können in beeinflussbare und nicht-beeinflussbare Risiken unterschieden werden.

Nicht zu beeinflussen sind **Lebensalter, Geschlecht** und **genetische Veranlagung**.

Die Knochendichte und -qualität sind zum einen genetisch mitbestimmt, aber auch Bewegung und Ernährung in der Kindheit und Jugend sind wichtige Größen für den in diesem Alter erfolgten Knochenaufbau.

Im Alter von 25 bis 30 Jahren verfügt man über die maximale Knochendichte. Nach dem 35. Lebensjahr wird der Knochen mehr ab- als aufgebaut, zu diesem Zeitpunkt noch unabhängig vom Geschlecht. Anders sieht dies nach der Menopause der Frau aus. Jetzt verliert die Frau deutlich mehr Knochensubstanz als der Mann. Dies liegt vor allem am Östrogenmangel, der mit den Wechseljahren zunimmt. Bei einem frühen Einsetzen der Wechseljahre bzw. nach operativer Entfernung der Eierstöcke und Gebärmutter steigt das Osteoporoserisiko zusätzlich. Generell steigen das Osteoporose- und Frakturrisiko mit dem Lebensalter.

Beeinflussbare Faktoren einer Osteoporose sind:

- Bewegungsmangel
- Ernährungsfehler
- Alkoholkonsum
- Rauchen

- Kalzium- oder Vitamin D-Mangel
- Mangelnde Lichtexposition
- Untergewicht

In gewissem Umfang beeinflussbar sind:
- Vorangegangene Knochenbrüche
- Hormonmangel
- Andere Erkrankungen
- Einnahme der Medikamente

Betrachten wir die beeinflussbaren Faktoren genauer.

Bewegungsmangel

Der wohl entscheidendste Faktor für die Entwicklung einer Osteoporose ist der Bewegungsmangel. Denn wenn man sich nicht bewegt, wird der Knochen nicht aufgebaut, nicht ernährt. Mehr noch: Bei körperlicher Inaktivität werden Knochen- und Muskelgewebe abgebaut, wie nach Bettlägerigkeit, Lähmungen etc. deutlich erkennbar ist. Dramatisch wird dies, wenn Patienten mit Osteoporose nach einer Fraktur liegen. Daher wird heute ein langes Liegen nach Brüchen vermieden.

Ernährungsfehler

Werden nicht genug Nährstoffe aufgenommen – zum einen, weil sie nicht zugeführt werden, zum anderen, weil sie nicht vom Darm resorbiert werden können – kommt es zu einer **Minderversorgung**. Durch schlechte Essgewohnheiten und Fast-Food ist eine Situation der gleichzeitigen Über- und Fehl- bzw. Mangelernährung gegeben, die uns vor besondere Herausforderungen stellt. Dies führt dazu, dass für den Knochenstoffwechsel wichtige Nährstoffe fehlen, vor allem Kalzium und Vitamin D. Ausführlich wird auf die Ernährungsfrage (tierische und pflanzliche Kalziumlieferanten) auch in Kapitel IV eingegangen.

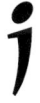 Meiden Sie Phosphate, die in Softdrinks, Fertiggerichten, Schmelzkäse, vielen Wurstsorten etc. enthalten sind. Sie binden das Kalzium, es steht dem Organismus dann nicht mehr zur Verfügung.

Zucker wird von dem Osteoporose-Experten Rainer Bartl als wahrer „Knochenfresser" beschrieben: „Es ist (...) nicht verwunderlich, dass gesunde Zähne und stabiler Knochen viel häufi-

ger in Ländern mit niedrigem Zuckerbrauch gefunden werden." (Bartl 2010: 68). Bartl weist darauf hin, dass für die Verstoffwechselung von Zucker wertvolle Nährstoffe wie z. B. Kalzium verbraucht werden und Zucker die Kalziumaufnahme im Darm behindert.

Wer mehr als vier Tassen schwarzen **Kaffee** täglich trinkt, tut seinen Knochen keinen Gefallen, da Kaffee die Kalziumaufnahme in den Knochen hemmt. Zum Wohle der Knochengesundheit ist es ratsam, es täglich bei zwei Tassen Kaffee zu belassen.

Über **schwarzen Tee** gibt es unterschiedliche Hinweise. Gerade **grüner Tee** scheint dagegen eher mit einem verminderten Schenkelhalsfrakturrisiko einherzugehen und ist der Knochengesundheit daher zuträglich!

Alkohol

Hoher Alkoholkonsum geht oft mit einer Leberschädigung einher, ebenso mit Mangelernährung – was wiederum den Knochen schadet. Die Mangelernährung beim Alkoholismus kommt einerseits von einer insgesamt selbst-vernachlässigenden Lebenshaltung. Andererseits schä-

digt der Alkohol auch die Magenschleimhaut mit dem Resultat einer krankhaft verringerten Ausschüttung von Magensäure. Wir benötigen die Magensäure aber, um das Kalzium aus den Eiweißverbindungen herauszulösen und für den Körper verfügbar zu machen. In der Leber wird darüber hinaus das Vitamin D aktiviert, das für den Knochenaufbau unerlässlich ist.

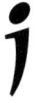 0,2 Liter Wein oder 0,5 Liter Bier für Männer und 0,1 Liter Wein oder 0,25 Liter Bier für Frauen gelten als vertretbare „Tagesration". Zwei Tage in der Woche sollte man auf Alkohol ganz verzichten.

Rauchen

Das Rauchen ist in Reiner Bartls Worten „Knochenterrorist Nr. 1". Dabei handelt es sich um einen weitläufig unterschätzten Risikofaktor: In erster Linie denkt man beim Rauchen an die Gefahr für Lunge, Herz und Blutgefäße. Aber das Rauchen beeinträchtigt auch den Knochenstoffwechsel, vermutlich insbesondere durch die beim Rauchen eingeschränkte Durchblutung des Knochens.

Annette Kerckhoff, Andreas Michalsen: *Was tun zur Raucherentwöhnung*. Essen: KVC Verlag, 2. Auflage 2014

Untergewicht

Eine gute Nachricht für alle Normalgewichtigen: „Dünne Frauen, dünne Knochen" ist ein Ausspruch, den Osteoporose-Experten gerne zitieren und der durch Studien bestätigt wird. Untergewichtige Frauen leiden häufiger an Knochenfrakturen. Ein BMI (Body Mass Index) unter 20 sollte vermieden werden, da hier das Risiko für Frakturen verdoppelt ist.

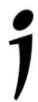

Der BMI setzt Körperoberfläche (Körpergröße in Meter zum Quadrat) und Körpergewicht in ein Verhältnis:
Körpergewicht geteilt durch Körpergröße x Körpergröße, z. B. 77 kg/(1,81 x 1,81) = 23 BMI. Andersherum: Ein BMI von 20 für Frauen entspricht bei einer Körpergröße von 1,70 m einem Gewicht von 59 kg.

Mangelnde Lichtexposition

Vitamin D wird nicht nur mit der Nahrung aufgenommen, sondern auch in der Haut gebildet,

wenn Sonnenlicht darauf trifft. In Mitteleuropa ist die Sonnenlichteinstellung gerade im Winter ohnehin gering, wer sich zudem noch viel in Innenräumen aufhält, bekommt zu wenig Sonnenlicht mit – eine Minderproduktion von Vitamin D ist die Folge. Auch der konsequente Einsatz von Sonnenschutzcreme mit einem Lichtschutzfaktor höher als 8 verringert die Bildung von Vitamin D in der Haut gravierend.

Vorangegangene Knochenbrüche

Bereits erfolgte Knochenbrüche erhöhen das Risiko der Osteoporose weiter. Dies resultiert zum einen aus der Immobilität, die mit einem Bruch, z. B. einem Oberschenkelhalsbruch, oft einhergeht. Hinzu kommt oft die Angst vor einem erneuten Sturz, die die Betroffenen auch nach verheiltem Bruch vorsichtig werden lässt. Man spricht hier vom „Post-Fall-Syndrom".

Hormonmangel

Osteoporose steht gerade bei Frauen in Zusammenhang mit Östrogenmangel. Von einer grundsätzlichen Hormonersatztherapie ist man heute

aufgrund von Nebenwirkungen gerade im Hinblick auf östrogenabhängige Tumoren wieder abgekommen. Die Frage einer Hormontherapie muss mit dem behandelnden Arzt besprochen werden.

Depressive Stimmungslage

Erst in den letzten Jahren wurde ein neuer Faktor wissenschaftlich erfasst, der eine Osteoporose begünstigt: eine depressive Stimmungslage. Denn auch ein anhaltendes Stimmungstief kann Einfluss auf die Knochendichte haben. Wie die medizinischen Zusammenhänge hier genau aussehen, lässt sich nicht exakt sagen, möglicherweise gibt es einen direkten Zusammenhang zwischen Gehirn und den bei Depressionen ablaufenden Vorgängen auf der einen Seite und den Knochen auf der anderen Seite. Interessanterweise sind Stresshormone, so z. B. das Kortison, bei Depressionen erhöht, sie haben ebenfalls einen ungünstigen Einfluss auf den Knochenstoffwechsel. Plausibel ist auf jeden Fall, dass bei Depressionen in aller Regel weniger körperliche Bewegung insbesondere am Sonnenlicht stattfindet, die Ernährung u. U. Mängel aufweist und

ein höherer Konsum an Alkohol, Nikotin und Kaffee zu beobachten ist.

Medikamente

Bei manchen Krankheiten ist es erforderlich, über einen langen Zeitraum, z. B. länger als ein Jahr, ein Medikament einzunehmen. Kortison ist wohl das Medikament mit dem höchsten Potenzial, eine Osteoporose zu begünstigen. Doch auch andere Medikamente schwächen bei anhaltender Einnahme die Knochen: Lithium, Isoniazid, Carbamazepin und andere Antiepileptika, Heparin, Marcumar und andere Blutverdünner, aluminiumhaltige Säureblocker, Protonenpumpenhemmer, Antidepressiva, bestimmte Antidiabetika und immunsuppressive Medikamente wie Cyclosporin A (vgl. Bartl 2010, S. 53).

 Lesen Sie die Beipackzettel Ihrer Medikamente besonders sorgfältig, wenn Ihnen bereits Osteoporose-Risikofaktoren bekannt sind oder Knochenschmerzen mit einem zeitlichen Zusammenhang zu einer Arzneiverordnung neu auftreten.

Osteoporose ohne Risikofaktoren

Durch hormonelle Veränderungen kann es auch ohne Risikofaktoren zu einer vorzeitigen Knochenentkalkung kommen. Sollte sich die Osteoporose im Rahmen einer anerkannten Standardmessung (DEXA) bewahrheiten, dann sollte noch eine Ursachenforschung folgen. Eine vorzeitige Entkalkung des Knochens könnte handfeste hormonelle Ursachen haben (z. B. Erkrankungen der Nebenschilddrüse, Östrogenmangel etc.). Darüber hinaus müsste dann auch der Magen untersucht werden, weil es möglich ist, dass ein Mangel an Magensäure bei der Vorverdauung der Speise – insbesondere der Eiweiße – nicht das Kalzium aus den Verbindungen herauslöst und für den Körper resorbierbar macht. In diesem Fall müsste man beispielsweise Kalziumglukanat oder Kalziumzitrat einsetzen, um die Kalziumspiegel zu erhöhen. Wenn es eine erkenn- und behandelbare Ursache gibt, muss diese natürlich bevorzugt berücksichtig werden. Lässt sich nur die Osteoporose bestätigen, allerdings keine Ursache finden, dann kommen alle vorbeugenden Maßnahmen in verstärkter Weise zum Einsatz: sehr viel Bewegung (das A und O) und eine gute Ernährung.

4. Folgen der Osteoporose

Die problematischsten Folgen einer Osteoporose sind Knochenbrüche (Frakturen). Dabei kann es sich sowohl um winzige Brüche oder „Ermüdungsbrüche", als auch um offensichtliche, große Frakturen handeln. Einbrüche der Wirbelkörper (Kompressionsfraktur) können unbemerkt und langsam voranschreiten. Häufig kommt es bei Stürzen zu Brüchen des Oberschenkelhalses oder auch des Unterarmes, wenn man versucht, sich mit der Hand abzustützen.

In jüngster Zeit gibt es eine erhebliche Zunahme von so genannten „periprothetischen" Frakturen. Hierbei handelt es sich um Brüche eines Knochens, der in der Vergangenheit nach einem Bruch (z. B. Oberschenkelhals) mit einem Nagel oder einer Schraube versorgt wurde. Häufig findet man periprothetische Frakturen auch am Knochen, in den Prothesen eingesetzt wurden. Das liegt zum Teil daran, dass zunehmend Prothesen z. B. im Bereich der Hüfte oder der Knie 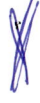 eingesetzt werden, die dann bei voranschreitender Osteoporose und Sturzereignissen brechen. Letztlich brechen dabei selten die Prothesen, sondern fast immer die umliegenden Knochen.

III. Die konventionelle Behandlung

1. Basismaßnahmen

Am 14.11.2014 wurden vom Dachverband Osteologie e. V. (DVO) Leitlinien zur Vorbeugung und Behandlung von Osteoporose verabschiedet. Leitlinien gelten in der Medizin als Empfehlungen für die nach dem neuesten wissenschaftlichen Stand angemessene Behandlung einer Erkrankung. Leitlinien sind nicht bindend, sie müssen an den Einzelfall angepasst werden.

Als Basismaßnahmen empfehlen die neuen Leitlinien[2] der DVO zur Vorbeugung von Osteoporose und Brüchen:

- Muskelkraft und Koordination fördern
- Body Mass Index über 20
- Kein Nikotinkonsum
- Bewegung, Immobilisierung vermeiden.
- Jährliche Sturzanamnese ab dem 70. Lebensjahr

---

[2] Quelle: www.dv-osteologie.org/dvo_leitlinien/ osteoporose-leitlinie-2014

- Bei hohem Sturzrisiko: Ursachen und Risiko abklären, vermeidbare Sturzursachen therapieren.
- Vitamin D3: Bei gleichzeitig geringer Sonnenlichtexposition 800–1000 IE Vitamin D3 täglich einnehmen.
- 1000 mg Kalzium täglich einnehmen; Kalzium-Ergänzung nur, wenn Nahrungskalziumzufuhr zu gering ist und nur in Kombination mit Vitamin D3
- Bei Einnahme von Medikamenten, die Knochenbrüche begünstigen, regelmäßige Überprüfung von Nutzen und Risiken

! Warnung: Ausnahmen für die Empfehlungen zur Einnahme von Kalzium und Vitamin D3 gelten u. a. für den primären Hyperparathyreoidismus, für Nierensteine, eine Hyperkalziurie und aktive granulomatöse Erkrankungen.

2. Medikamentöse Therapie

Die konventionelle Behandlung der Osteoporose erfolgt vor allem mit den im Folgenden genannten Medikamenten.

Bisphosphonate

Bisphosphonate sind Stoffe, die unmittelbar in den Knochenstoffwechsel eingreifen. Sie lagern sich an die Knochenoberfläche an und erhöhen vor allem die Härte der Rindenschicht (Kortikalis) – das ist die Stabilität gewährende „Schale" der Knochen. Bisphosphonate werden über mehrere Jahre eingenommen. Sie senken das Frakturrisiko deutlich (bis zu 40 %). Gleichwohl erzielen die Bisphosphonate nur eine geringe Erhöhung der Knochendichte! Diese Medikamente erzeugen eine Art Winterschlaf des Knochenstoffwechsels, so dass kein Abbau, aber auch kein Aufbau mehr erfolgt.

Eingesetzt werden Bisphosphonate zur Behandlung von Osteoporose insbesondere bei Frauen nach der Menopause, bei so genannter „tumorassoziierter Hyperkalzämie" sowie zur Prophylaxe und Behandlung von Knochenmetastasen.

Bisphosphonate können oral (über den Mund) eingenommen oder als Infusion verabreicht werden. Bei oraler Einnahme gehören Beschwerden wie Übelkeit, Erbrechen und Durchfall zu den häufigsten Nebenwirkungen.

Unter der Einnahme von Alendronsäure können neben Magenschmerzen und Geschwüren im Magen sowie in der Speiseröhre auch Verwirrtheitssyndrome und Halluzinationen auftreten. Vor Verabreichung ist eine Prüfung der Nierenfunktion unbedingt erforderlich. Alendronsäure wird in der Regel einmal wöchentlich eingenommen. Es gibt Einnahmehinweise, die unbedingt einzuhalten sind (aufrechte Körperposition, zeitlicher Abstand zum Essen und zur Einnahme anderer Medikamente).

Andere Bisphosphonat-Präparate werden auch als Tabletten oder Infusionen in größeren Abständen verabreicht (z. B. Ibandronsäure als monatliche Tablette oder dreimonatliche Infusion).

Risiken und offene Fragen

Die Behandlung mit Bisphosphonaten wird meist einigermaßen gut vertragen, allerdings ist diese Maßnahme keineswegs frei von Risiken. Ein Problem sind die Auswirkungen auf den

Kieferknochen. Hier kann es, wenn auch selten, zu einer Schädigung des Knochens mit Knochenschwund (Nekrosen) im Zusammenhang mit kieferorthopädischen Eingriffen (z. B. Zahnimplantationen) kommen. Nun liegt es in der Natur der Sache, dass mit dem Fortschreiten des Lebens zahnärztliche Eingriffe auch am Knochen immer häufiger und wahrscheinlicher werden. Bitte informieren Sie daher Ihren Zahnarzt über die Einnahme derartiger Medikamente.

Ein weiteres Risiko sind unbeantwortete Fragen nach der Langzeitwirkung auf den Knochen. Die Frakturhäufigkeit nimmt erst nach einer durchschnittlichen Einnahmezeit von zwei Jahren ab. Die Abnahme ist in wissenschaftlichen Studien auch nur für einen Behandlungszeitraum von bis zu maximal fünf Jahren belegt. Jüngere Untersuchungen der amerikanischen Lebensmittelbehörde (FDA 2010) berichten allerdings über eine Zunahme an atypischen Brüchen des Oberschenkelschaftes nach einer Einnahme von sieben Jahren und mehr. Diese Brüche entstehen auch ohne entsprechendes Trauma. Vorausgehend berichten betroffene Patienten oft über Schmerzen im Bereich der Leiste oder des Beines, bis schließlich der Bruch offensichtlich wird.

Auch für Handgelenksfrakturen wurde entsprechendes belegt.

Diesbezüglich ist dringend weitere Forschung notwendig.

Parathormon

Das Parathormon wird von der Nebenschilddrüse gebildet und sorgt für einen konstanten Kalzium-Spiegel im Blut. Es fördert die Aufnahme von Kalzium aus dem Darm, die Rückgewinnung über die Nieren und löst Kalzium aus dem Knochen, wenn der Blut-Kalzium-Spiegel absinkt. Umso erstaunlicher ist es, dass gerade dieses Hormon eine knochenaufbauende Wirkung zeigt. In Studien konnte dies eindrücklich belegt werden, wobei die Wirkung vor allem auf die Dosierung zurückgeführt wird: Bei einmal täglicher Verabreichung (als Injektion unter die Haut) sieht man eine deutliche Zunahme der Knochendichte (bis 14 %) und einen deutlichen Rückgang der Wirbelkörperfrakturen und Hüftgelenksfrakturen (bis zu 70 %).

Strontiumranelat

Die Behandlung mit Strontiumranelat stammt bereits aus den 1950er Jahren. Das Strontium lagert sich in der Knochensubstanz an und härtet auf diese Weise den Knochen. In der Tat lässt sich die Knochendichte nachweislich steigern und die Frakturhäufigkeit der Wirbelkörper reduzieren. Eine Abnahme von Hüftgelenksfrakturen im Vergleich zu einer Bisphosphonatbehandlung ist hingegen nicht belegt.

Unter dieser Substanz sind immer wieder z. T. schwerwiegende Komplikationen und Nebenwirkungen aufgetreten. So steigt z. B. die Häufigkeit für Thrombosen und Komplikationen durch Thrombosen (Lungenembolien, Beinvenenthrombosen etc.). Darüber hinaus wurden immer wieder zentralnervöse Nebenwirkungen beobachtet (Halluzinationen, Psychosen), die sich nach Absetzen wieder zurück bildeten.

Hormone (Östrogene)

Die Hormonbehandlung bestimmte während der 1980er und 1990er Jahre in breitem Stil die Osteoporosebehandlung bei postmenopausalen Frauen. Diese Behandlung wird nur noch in ausge-

wählten Fällen vorgenommen, weil sich in Studien zeigte, dass für jede Hüftgelenksfraktur, die weniger auftrat, eine Brustkrebserkrankung häufiger auftrat. Es ist allerdings bis heute nicht bewiesen, ob diese Häufigkeitszunahme tatsächlich auf die Östrogenbehandlung zurückgeführt werden kann. Eine frühere und feinere Diagnostik in der Erkennung des Brustkrebses spielt hier z. B. auch eine wesentliche Rolle.

Darüber hinaus ist unter langfristiger Behandlung mit Östrogenen eine Zunahme an Gebärmuttertumoren zu beobachten. Allerdings haben sich hier die Behandlungsmöglichkeiten durch Kombinationen von Östrogenen und Gestagenen deutlich verändert. In ausgewählten Fällen (z. B. nach Entfernung der Eierstöcke bei Tumoren oder anderen Erkrankungen) ist die Behandlung mit Östrogenen noch sinnvoll.

Der Wirkstoff Raloxifen moduliert Östrogen-Rezeptoren und kann hierdurch die Entwicklung einer Osteoporose einschränken. Es kommt zu einer Abnahme der Knochenbrüche im Bereich der Wirbelsäule, nicht jedoch im Bereich des Oberschenkelhalses. Unerwünschte Wirkungen sind den Beschwerden der Wechseljahre sehr ähnlich, allerdings treten häufig auch entzündli-

che Erkrankungen der Nebenhöhlen und Atemwege auf. Besonders zu achten ist auf Thrombosen und Lungenembolien. Der Vorteil dieser Behandlung besteht in der Möglichkeit einer Langzeitbehandlung.

! Die Einnahme von konventionellen Präparaten muss abhängig von Stadium und Einzelfall vom behandelnden Arzt entschieden werden. Es lassen sich in diesem Ratgeber keine Standardempfehlungen geben. Sicher ist, dass eine Verordnung nach dem „Gießkannenprinzip", bei dem man breitflächig die Bevölkerung mit Bisphosphonaten versorgt, nicht nur sinnlos, sondern auch gefährlich ist.

IV. Ganzheitliche Vorbeugung der Ostroporose

1. Offizielle Empfehlungen

Osteoporose kommt schleichend – und wird in aller Regel in den ersten Phasen kaum bemerkt. Nicht selten ist es erst eine Fraktur, die den Arzt aufhorchen lässt.

So ist es natürlich am sinnvollsten, wenn gerade Frauen ab 40 oder Menschen mit Risikofaktoren früh anfangen, gezielt vorzubeugen und den Knochenstoffwechsel zu stärken. Auf der anderen Seite ist es nie zu spät, etwas zu unternehmen. Zahlreiche Patientengeschichten berichten davon, dass bei beginnender und auch schon fortgeschrittener Osteoporose ein günstiger Einfluss auf den Verlauf genommen werden konnte. Die offiziellen Vorsorgeempfehlungen des Dachverbandes Osteologe (DVO e. V.) in Zusammenarbeit mit dem Bundesselbsthilfeverband für Osteoporose (BfO) sehen dabei folgendermaßen aus:

- – Vermeiden Sie Untergewicht!
- – Nehmen Sie täglich ca. 1000 mg Kalzium zu sich, z. B. über den Verzehr von Milch-Produkten und/oder von kalziumreichem

Mineralwasser[3]. Vermeiden Sie eine Gesamtzufuhr von mehr als 1500 mg Kalzium pro Tag (= Kalzium in der Nahrung + in evtl. zusätzlich eingenommenen Kalzium-Tabletten)!

– Sorgen Sie für eine ausreichende Zufuhr von Vitamin B12 und Folsäure!

– Verzichten Sie Ihren Knochen zuliebe auf Nikotin!

– Trainieren Sie Ihre Muskelkraft und Balance mit dem Ziel, die Stand- und Gangsicherheit zu verbessern!

– Bewegen Sie sich täglich mindestens eine halbe Stunde bei Sonnenlicht im Freien. Denn durch Sonnenlicht kann Ihre Haut das für die Knochen und die Vermeidung von Stürzen wichtige Vitamin D bilden. Ziehen Sie alternativ ggf. 800–2000 IE (Internationale Einheiten) Vitamin D3 täglich (oder eine höhere Dosis in größeren Abständen) in Betracht!

– Überprüfen Sie zusammen mit Ihrem Arzt gezielt die Einnahme bzw. Dosis von Medi-

---

[3] 1000 mg Kalzium sind z. B. in 500 ml Milch oder Buttermilch plus 40 g Emmentaler enthalten.

kamenten, die unter Umständen Osteoporose und/oder Stürze begünstigen.
- Betreiben Sie Sturzvorbeugung im Alltag (z. B. über die Beseitigung von Stolperfallen zu Hause)!

Glücklicherweise sind viele dieser Vorbeugungsmaßnahmen ohnehin Bestandteile eines Lebensstils, der nicht nur für die Knochen gut ist, sondern auch für das Gesamtbefinden, und der ebenfalls zahlreichen anderen Erkrankungen vorbeugt.

Sofern Sie nicht Medikamente einnehmen müssen, die sich ungünstig auf die Knochendichte auswirken, zu einer gesunden und guten Ernährung in der Lage sind und es schaffen, sich ein entsprechendes Maß an Bewegung abzuverlangen, dann werden Sie es schaffen, nicht-medikamentös die Knochendichte zu halten. In jedem Fall sollten Verlaufsuntersuchungen (jährlich) dieses Ergebnis überprüfen, so dass gegebenenfalls auch andere Maßnahmen überlegt werden.

2. Regelmäßige Bewegung

Die wirksamste Möglichkeit, einer Osteoporose vorzubeugen, ist Aktivität des Körpers: Laufen, Joggen, Wandern, Schwimmen, Radfahren, Yoga, TaiChi, QiGong, Gymnastik usw. Da wir nun einmal ein sehr bequemes Leben genießen, sind es nicht mehr die alltäglichen Anforderungen, die uns das notwendige Maß an Bewegung abverlangen. Folglich müssen wir sie uns selber in einer freundlichen und fürsorglichen Absicht auferlegen. Das ist vielfach schwieriger, weil es natürlich auch sehr bequeme Anteile in uns gibt. Aus der Evolution weiß unser Körper sehr genau, dass das Leben hart sein kann und legt sich gern zur Ruhe, wenn sich irgendwo und irgendwie die Gelegenheit bietet. Bequemlichkeit ist vermutlich der tückischste Feind des alternden Menschen. Heutzutage müssen wir uns die Struktur geben, die einstmals das Leben durch seine Unwirtlichkeit für uns mit sich gebracht hat.

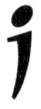 Bewegung ist das A und O bei der Vorbeugung einer Osteoporose. Sie kommt nicht nur den Knochen zugute, sondern auch dem Halteapparat, dem Kreislauf, der Atmung etc. und beugt Schwindel oder Stürzen vor.

Bewegung im Freien

Bewegen Sie sich 30 Minuten täglich, am besten an der frischen Luft und bei Tageslicht. Günstig für die Knochen sind vor allem schnelles Gehen, Nordic Walking (Gehen mit Stöcken), Skilanglauf, Tanzen, Laufen, Ballspiele. Auch Treppensteigen und Gehen statt Fahren im Alltag sind sinnvoll.

Diesen Sportarten gemeinsam ist die leichte Erschütterung der Knochen, die den Knochenaufbau in besonderem Maße anregt.

Martin Müller-Stahl: *Natürlich zu Fuß* – Gesund unterwegs im Alltag und beim Wandern. Essen: KVC Verlag 2008

Schwimmen oder Radfahren sind eher als Sportarten zu bewerten, die vor allem dem Herz-Kreislaufsystem zugutekommen, aber weniger den Knochen, da es in der Regel nicht zu der gewünschten Erschütterung kommt. Allerdings sollte man hier die Dinge nicht zu genau nehmen: Wenn Sie bei Sonnenschein eine schöne Fahrradtour unternehmen oder im Sommer morgens im Freibad ihre Runden drehen, werden dabei die Vitamin D-Produktion und die

Durchblutung angeregt – und das kommt auch dem Knochenstoffwechsel zugute!

 Interessant sind auch neue Sportgeräte, die gezielt eine gewünschte Vibration bewirken. Mit diesen „Vibrationssystemen" wird die Bewegung quasi verdichtet, dem Körper erscheint die Übungszeit durch die erfolgten Vibrationen wie ein langer Dauerlauf. Sinnvoll ist dies insbesondere dann, wenn aufgrund von körperlicher Schwäche oder vorangegangenen Knochenbrüchen die Bewegung stark eingeschränkt ist. Auf diesen Platten trainiert man nur wenige Minuten. Es gibt zahlreiche verschiedene Modelle – beraten Sie sich mit Ihrem Arzt oder in einem Sanitätsfachhandel.

Joggen und Yoga

Die Kombination von Joggen und Yoga zur Vorbeugung einer Osteoporose ist absolut ideal. Durch das Joggen werden der Kreislauf und der Stoffwechsel stimuliert. Diese Aktivierung führt bei entsprechender Regelmäßigkeit zu einer Anhebung der Stoffwechselaktivität, die natürlich den Knochen sehr zu Gute kommt. Die Aktivierung des Stoffwechsels ist für die Knochen des-

wegen entscheidend, weil wir es hier mit typischerweise stoffwechselträgem Gewebe zu tun haben. Das bedingt, dass sich Veränderungen eher langsam niederschlagen.

Mit dem Yoga wird die Einheit von aktivem Bewegungsapparat (Muskeln und Sehnen) und passivem Bewegungsapparat (Knochen und Gelenke) gekräftigt. Verbildlicht funktioniert das ungefähr so: Die Sehnen der Muskeln setzen an den Knochen an. Das Sehnengewebe, eine Art Kontinuum der Muskelhüllen, ist dabei durch die Knochenhaut mit dem Knochen verwoben. Der Zug an den Sehnen ist ein Zug an der Knochenhaut.

Die Knochenhaut ist das entscheidende Gewebe, von dem die Bildung von Knochenzellen ausgeht, das die Gefäße zur Versorgung der Knochen führt und in dem – sehr wichtig! – das Nervengewebe des Körpers einstrahlt. Eine mangelhafte nervale Versorgung führt zu einer deutlichen Beeinträchtigung des Knochenstoffwechsels. Durch das Yoga wird ein behutsamer und doch deutlicher Zug auf die Knochenhaut ausgeübt. Gleichzeitig wird die Muskulatur in der Weise gekräftigt, dass sie sich dem Knochen annähert und eine engere Einheit bildet. Letztlich

wirkt sich das auch auf die Abbildung der Muskeln, Knochen und Sehnen im Gehirn aus, was wiederum stoffwechselaktivierend wirkt. Es ist ein regelrechter Dominoeffekt, der durch kein Medikament der Welt ersetzt werden kann – weder durch naturheilkundliche, noch durch konventionelle Mittel.

Muskeltraining

Wer weder Joggen noch Yoga praktizieren möchte, dem empfehlen wir, auf andere Weise die Muskulatur aufzubauen. Ein Muskeltraining sorgt weniger für den Knochenaufbau, vielmehr werden die Muskeln als Stütze und Halterung der Knochen gestärkt, bzw. ein weiterer Abbau verhindert. Mittlerweile sind Senioren willkommene Gäste in klassischen Fitness-Studios oder anderen Trainingseinrichtungen.

3. Aufenthalt am Licht

Die Vitamin D-Produktion im Körper ist besonders stark von der Hautfläche abhängig, die direkter Sonneneinstrahlung ausgesetzt ist. In den dunklen Monaten kommt es dabei leicht zu einer Vitamin D-Armut, weil die Sonne weniger scheint, häufiger hinter Wolken verschwindet und wir aufgrund des Wetters seltener draußen sind und wenn, dann bis an die Nasenspitze eingepackt, um uns nicht zu erkälten. Hinzu kommt, dass im Alter die Vitamin D-Produktion in der Haut nachlässt.

Was die Empfehlungen für den Aufenthalt in Sonnenlicht angeht, schwanken die Empfehlungen der Experten zwischen 15 und 120 Minuten. Unser Tipp – versuchen Sie, **jeden Tag für 30 Minuten ans Licht** zu gehen. Am besten, wie beschrieben, in Kombination mit einem straffen Spaziergang. Aber wenn das nicht geht, dann suchen Sie das Licht, wann immer das möglich ist.

Verwenden Sie dabei möglichst keine Sonnenschutzcreme, aber meiden Sie die pralle Mittagssonne. Dies gilt vor allem im Sommer: Möchte man sich auf der einen Seite vor Sonnenbrand

schützen und auf der anderen die positiven Effekte der Sonnenbestrahlung nutzen, ist es sinnvoll, **extreme Sonnenbelastung zu meiden**, sich aber dennoch **oft und gerne im Licht aufzuhalten** – das bekommt nicht nur der Haut, sondern auch dem Gemüt.

Für die dunkle Jahreszeit bieten sich **Vollspektrumlampen** an, die das Sonnenlicht in den Raum holen. Diese Lampen gibt es als einfache LED-Glühlampen, aber auch als Tischlampen, die quasi **Lichtduschen** darstellen. Sie sind in der Größe einem großen aufstellbaren Spiegel vergleichbar.

4. Pflanzliche Kalziumlieferanten

Die Diskussion um die Milch

Die Bedeutung von Milchprodukten als Kalziumlieferanten ist in der Fachwelt umstritten. In einer Studie von 2013 mit über 5 000 Teilnehmern wurde untersucht, welchen Zusammenhang es zwischen dem Konsum bestimmter Milchprodukte und der Knochendichte an Wirbelsäule und Hüfte wie auch an der Häufigkeit der Brüche der Hüfte (Oberschenkelhals) gibt.

Die Ergebnisse: Die Einnahme von Milch und Joghurt korrelierte mit einem höheren Knochendichtewert der Hüfte, nicht aber der Wirbelsäule, bei Käse und Sahne war dieser Zusammenhang nicht auffällig, bei Sahne gab es sogar Hinweise, dass die Knochendichte eher negativ beeinflusst wird. Interessant ist in diesem Zusammenhang vor allem, dass die Einnahme von Milchprodukten zwar teilweise die Knochendichte erhöhte, jedoch *nicht* zu einer Reduzierung der Knochenbrüche führte (Sahni et al. 2013).

Gegen Milchkonsum könnten vor allem folgende Argumente gelten:

- Ca. 15 % aller Deutschen leiden unter einer Laktoseintoleranz. Sie haben einen Mangel

an dem Enzym, welches Milchzucker abzubauen hilft. Blähungen und Magen-Darm-
Beschwerden sind die Folge. Dies gilt insbesondere für nicht-fermentierte Milchprodukte.
– Darüber hinaus sind Milcheiweiß und Wei-
zeneiweiß häufige Allergene, die nach naturheilkundlicher Beobachtung zunächst eine
Verschleimung, später chronische Infekte,
Asthma und Ekzeme nach sich ziehen können. Gerade bei Säuglingen sollte daher im
ersten Lebensjahr auf Kuhmilch verzichtet
werden, um keine Allergie zu provozieren.
– Weitere Argumente gegen Milchprodukte
sind der Tierschutz und die Qualität der
Milch in Massenproduktion oder industriel-
ler Fertigung. Die derzeit sehr populäre ve-
gane Bewegung verzichtet bewusst auf jegliche tierische Lebensmittel. Verzichtet man auf
die Kalzium-Zufuhr durch tierische Produkte,
so ist sorgfältig darauf zu achten, dass das
Kalzium auf anderem Wege zugeführt wird.

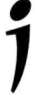 Aus gesundheitlicher Sicht ist gegen Milch
nichts einzuwenden, wenn sie vertragen wird.
Dies erkennen Sie daran, dass nach dem Ge-
nuss von Milch keine Beschwerden auftreten,
wie z. B. Bauchschmerzen, Durchfall etc.

Auch bei der Milch sollte auf Qualität geachtet und auf Bio-Qualität zurückgegriffen werden. Günstig für Menschen mit Laktoseintoleranz ist der Verzehr von Sauermilchprodukten oder Hartkäsen, die von Natur aus nur sehr wenig Laktose enthalten.

Vegane Ernährung

Mittlerweile ist erwiesen, dass bei einer Ernährung, die reich an Obst und Gemüse ist, die Knochenmineraldichte verbessert und das Frakturrisiko gesenkt wird. Obst und Gemüse enthalten zwar nicht immer Kalzium, dafür aber Mineralien und Vitamine, welche die Kalziumausscheidung reduzieren und damit günstig für den Erhalt der Knochensubstanz sind (New 2003).

Uneindeutig ist die Datenlage bei Vertretern der **veganen Ernährung**, bei der nicht nur auf Fisch und Fleisch, sondern auch auf Milchprodukte verzichtet wird. In manchen Studien schneiden sie im Hinblick auf die Knochengesundheit schlechter ab als so genannte Mischköstler, die ab und zu tierische Lebensmittel zu sich nehmen. Betroffen von einer schlechteren Knochendichte waren in Studien vor allem diejenigen Veganer, die insgesamt wenig Kalzium aufnahmen. Bei

Veganern, die mindestens 525 mg Kalzium pro Tag aufnahmen, bestand kein Unterschied zu den Mischköstlern (Smith 2006).

Grundsätzlich müssen bei der Wahl der Ernährungsform auch die Lebensphase, das Lebensalter und die Konstitution berücksichtigt werden. Ab dem 65. Lebensjahr steigt das Risiko für Eiweißmangelernährung deutlich an. Der Körper bildet vermehrt Fettdepots. Verschiebungen der Körpergewebezusammensetzung in Richtung Fettanteil wird zu einem großen Teil durch Insulinspiegel verursacht, die vor allem durch die Aufnahme von Kohlenhydraten erhöht werden. Aus diesem Grund sind Stoffwechselerkrankungen wie Diabetes mellitus Typ 2 im Alter sehr viel häufiger.

Ein Eiweißmangel hat immer einen Mangel an Muskulatur und damit einen Verlust von Kraft bzw. ein deutlich erhöhtes Sturzrisiko zur Folge. Zu beachten ist, dass der Eiweißbedarf eines alternden Menschen wieder auf Werte wie im Kindes- und Wachstumsalter (ca. 1,2 g pro kg Körpergewicht) steigt. Auch die Grenzwerte des Body-Mass-Index (BMI) für Mangelernährung sind für Menschen ab 70 Jahren angepasst: BMI unter 20 entspricht bereits einer Unterernährung.

! Ein Eiweißmangel im Alter führt zu deutlichen Erhöhungen von Immobilität, Stürzen, Knochenbrüchen, Pflegebedarf, Heimeinweisung wie auch Sterblichkeit!

Aus diesem Grund muss jede Kostform sicherstellen, dass die Zusammensetzung der Nahrungsbestandteile einen hohen Anteil an Eiweiß gewährleistet, was bei einer häufig kohlenhydratlastigen Kost schwierig ist. Je geringer das Ausgangsgewicht, je höher das Lebensalter, je mehr Vorerkrankungen, je geringer die Mobilität ist, umso höher muss der Eiweißanteil sein. Gegebenenfalls müssen Eiweiße auch durch Molkepulver (z. B. Protein 88) ergänzt werden.

Jede Form des Gewichtsverlustes bei Senioren muss äußerst kritisch beurteilt werden!

i Manche pflanzlichen Inhaltsstoffe (Oxalsäure, Phytate und Ballaststoffe) hemmen die Kalziumaufnahme. Nicht nur die über die Nahrung aufgenommene Kalziummmenge, sondern auch die Eiweißmenge ist für die Knochengesundheit von Bedeutung. Veganer nehmen mitunter wenig Eiweiß auf, was unter dem Aspekt der Osteoporosevorbeugung kritisch gesehen werden muss.

Knochengesunde Pflanzen

Wir möchten Ihnen in diesem Ratgeber einige pflanzliche Kalziumlieferanten vorstellen – als Alternative oder Ergänzung zur tierischen Kost. Gemüse und Nüsse, die Kalzium enthalten, erweitern das Spektrum an Lebensmitteln, die zur Vorbeugung und Behandlung einer Osteoporose geeignet sind, in besonderem Maße und bieten schmackhafte Bereicherungen des Speiseplans. Im Anhang finden Sie eine Reihe von gesunden Rezepten.

Als besonders empfehlenswert werden folgende Lebensmittel angesehen, da sie einen hohen Kalziumgehalt und/ oder eine gute Bioverfügbarkeit[4] aufweisen:

- Dunkelgrüne Gemüse: Grünkohl, Brokkoli, Rucola, Spinat
- Kohlrabi, Lauch
- Wildkräuter: Löwenzahn, Vogelmiere, Wegerich
- Kräuter: Kresse, Petersilie, Schnittlauch
- Mandeln, Haselnüsse, Sesam, Amaranth, Mohn, Leinsamen

---

[4] Bioverfügbarkeit bezeichnet die tatsächlich vom Körper verwertbare Menge eines Stoffes.

- Getrocknete Feigen
- Sojaprodukte

Spinat ist zwar kalziumreich, enthält aber auch Oxalsäure, so dass er nicht in zu hohem Maße genossen werden sollte (Risiko Nierensteine). Zum Vergleich: Grünkohl enthält 8 mg Oxalsäure pro 100 g, im Spinat sind es 442 mg pro 100 g.

Grünkohl

Der Grünkohl hat krause Blätter und kommt in seinem Aussehen dem Wildkohl am nächsten.
Die Grünkohlzeit beginnt im Oktober oder November, besonders schmackhaft ist er nach dem ersten Frost, denn durch die Minusgrade steigt der Zuckergehalt an, und der Kohl ist dadurch weniger bitter.
Traditionell wird Grünkohl als Eintopf serviert. Moderne Ernährungsforscher loben ihn als „Superfood". Sie heben vor allem seinen Eisen- und Kalziumgehalt hervor, daneben die vielen Vitamine und den hohen Chlorophyllgehalt. Grünkohl gilt als außerordentlich antioxidativ, vor allem aufgrund seiner hohen Menge an Farbstoffen.

Grünkohl sollte feste, intensiv grüne Blätter und einen feuchten Strunk haben. Man kann ihn dämpfen oder dünsten, als Salat oder im Smoothie genießen. In der Gesundheitsbewegung der USA sind „kale-chips", also Grünkohl-Chips, derzeit besonders populär.

Frische Kräuter

Frische Kräuter sind nicht nur kalziumreich, sie enthalten zahlreiche Mineralien und Spurenelemente, die entsäuernd wirken und die Mineraldepots wieder auffüllen. Der Konsum von Kräutern reduziert zudem den Salzkonsum. Kräuter können im Salat, auf Speisen oder in Dips verwendet werden. Auch in Smoothies tragen Sie zu einer kalziumreichen Ernährung bei. Einen besonderen Stellenwert haben Wildkräuter – von der Wiese direkt in den Mixer!

Mandeln, Nüsse und Sesam

Mandeln, Haselnüsse und Sesam finden sich als Mandel-, Nuss- und Sesammus in den Regalen der Bioläden. Diese Muse sind ein schmackhafter Brotaufstrich, sie können aber auch zum Binden von Speisen verwendet werden. Smoothies ma-

chen sie etwas sämiger. Gerade Mandelmus eignet sich hier. Mandeln sind im Vergleich zu den anderen Nüssen auch besonders basisch und entsäuern damit den Organismus. Im Bioladen gibt es Mandelmilch, die als Milchersatz verwendet werden kann. Hier gibt es auch mit Kalzium angereicherte Produkte.

Feigen

Getrocknete Feigen sind nicht nur kalziumreich, sie wirken zudem über die enthaltenen Mehrfachzucker und Schleime abführend. Günstig ist es, wenn man Feigen einweicht oder Soft-Feigen verwendet. Mit Feigen, über Nacht eingeweicht und dann mit einigen Gewürzen im Mixer püriert, lässt sich ein sehr schmackhafter süßer Brotaufstrich herstellen, der als industriezuckerfreie Alternative zu Marmeladen dient.

Grüne Smoothies

Grüne Smoothies sind Mixgetränke, die Obst und (grünes) Gemüse enthalten. Verwendet wird Blattgrün, da es besonders viele wertvolle Nährstoffe (essentielle Aminosäuren, Vitamine, Spurenelemente, Mineralien, Antioxidantien) ent-

hält, z. B. den grünen Farbstoff Chlorophyll. Vielfach wird zu 50 % Gemüse, zu 50 % Obst verwendet und mit Wasser aufgegossen.

Grüne Smoothies werden im Mixer zubereitet, am besten in Hochleistungsmixern. Es gibt die verschiedensten Rezepte, die von eher mild-süßlich bis hin zu herben Geschmacksnoten reichen, da Gemüse und Wildkräuter zerkleinert aromatisch, scharf und bitter schmecken können (siehe Anhang S. 104).

Besonders kalziumreich sind Grünkohl, Wildkräuter, Mandel(milch), Sesam, Orangen und Feigen. Grüne Smoothies sind besonders knochengesund.

5. Eine ausgewogene Ernährung

Zur Vorbeugung zahlreicher Krankheiten, zur Gesunderhaltung und Stärkung des Organismus ist in jedem Fall eine ausgewogene Ernährung, z. B. auf Basis der mediterranen Vollwertkost, ratsam. Denn mit dieser Ernährung wird mit Gemüse und Obst, Fisch (möglichst Fisch aus nachhaltiger Fischerei mit MSC-Siegel), Ölen, Nüssen und Vollkornprodukten vieles von dem zugeführt, was uns gut tut und was wir brauchen. In Ergänzung zu den oben genannten Studien zur veganen Ernährungsweise gibt es Hinweise, dass Vegetarier, die Milchprodukte zu sich nehmen, gesündere Knochen haben als passionierte Fleischesser mit übermäßigem Fleischkonsum. Vergleichende Studien zwischen **Lakto-Vegetariern** und Mischköstlern (die ab und zu Fleisch essen), zeigen keine Unterschiede im Hinblick auf die Frakturhäufigkeit (vgl. Appleby et al. 2007).

 Wir empfehlen, den Fleischkonsum auf zwei bis drei Fleischmahlzeiten pro Woche zu beschränken.

Kalzium

Es ist sinnvoll, Kalzium mit der Nahrung aufzunehmen, zur Vorbeugung etwa 1000–1500 mg pro Tag. Eine vollständige Tagesration ist z. B. in einem Liter Milch enthalten. 70 g Emmentaler oder 45 g Parmesan ergeben ca. drei Viertel des Tagesbedarfs. 200 g Brunnenkresse oder Grünkohl ergeben ein Viertel des Tagesbedarfs.[5]

Auf die Diskussion um Milchprodukte wurde bereits weiter oben eingegangen, ebenso auf die verschiedenen pflanzlichen Kalziumlieferanten als Alternative oder Ergänzung zu tierischen Kalziumquellen.

Besonders empfehlenswerte tierische Produkte sind fettarme Milchprodukte. Sauermilchprodukte wie Joghurt, Dickmilch, Sauermilch, Buttermilch, Kefir sind leichter bekömmlich und bauen zudem die Darmflora auf. Unter den Käsesorten sind besonders Parmesan und Emmentaler zu empfehlen.

---

[5] Weitere Hinweise finden Sie auf den Seiten des Kuratoriums Knochengesundheit: www.osteoporose.org.

Vitamin D

Achten Sie auf eine ausreichende Zufuhr von Vitamin D mit der Nahrung. Vitamin D ist vor allem in fettem Seefisch wie Hering, Thunfisch, Makrele oder Lachs enthalten. Als Vitamin D-reich gelten unter den pflanzlichen Lebensmitteln Avocado und Pilze (Champignons).

 Wichtig ist der Aufenthalt am Tageslicht, da dieses die Vitamin D-Produktion in der Haut fördert.

Wir verweisen in unserem Text und den Tabellen absichtlich nicht auf Lebensmittel, die zwar vitaminreich, aber aus anderen Gründen problematisch sind. Dies trifft z. B. auf Innereien zu, die aufgrund ihrer Schadstoffbelastung nicht empfehlenswert sind.

Nahrungsergänzungsmittel

Ist eine gesunde Ernährung – mit Kalzium- und Vitamin D-Lieferanten bei der Osteoporose – ausreichend? Diese Frage wird uns oft gestellt. Eine kurmäßige Einnahme von Kalzium und Vitamin D ist erwägenswert, sollte aber in jedem

Fall mit dem behandelnden Arzt besprochen werden. In der Literatur wird die Einnahme von täglich 500 mg Kalzium in Form von Kalziumzitrat und 500–1000 IE Vitamin D als Tablette (z. B. Vigantoletten®) oder Dragee zum Essen empfohlen, bei bekannter Osteoporose auch darüber hinaus.

Wir empfehlen, im Winter – und zwar in allen Monaten mit „r", also von September bis April – Fischöle einzunehmen. Fischöle sind Vitamin D-haltig.

Wir wissen heute auch aus Studien, dass die Einnahme von Kalzium ohne die begleitende Einnahme von Vitamin D zu einer deutlich erhöhten Gefahr für Verkalkungen der Blutgefäße führt. Die Kombination von Kalzium mit Vitamin D ist also unbedingt sinnvoll.

Allerdings würden wir auch bei dieser Versorgung des Körpers empfehlen, immer mal wieder eine Therapiepause einzulegen. Wenn der Körper immerzu die gleichen Substanzen erhält, wird er unter dem Überangebot die eigene Aufnahmeleistungsfähigkeit reduzieren.

V. Selbsthilfe bei Osteoporose

1. Maßnahmen kombinieren

Bei der Osteoporose ist nicht eine einzige Strategie sinnvoll, ein ganzes Paket an Maßnahmen ist notwendig, um weiteren Knochenschwund und Frakturen zu verhindern sowie Stürzen vorzubeugen.

Gerade bei dieser Erkrankung ist eine Kombination von konventioneller Medizin, komplementärmedizinischen Verfahren und – ganz wichtig – einem „knochengesunden" Lebensstil wichtig. Dieser Lebensstil mit Bewegung und gesunder Ernährung deckt sich mit den Empfehlungen für andere Erkrankungen, kommt also der Gesundheit insgesamt zugute.

Als wichtigste Maßnahme erscheint uns in der naturheilkundlichen Therapie die Bewegung. In besonderem Maße möchten wir Ihnen in diesem Ratgeber Yoga ans Herz legen, da hier die Studienlage gut ist. Außerdem bieten sich gerade die Homöopathie und die Schüßler-Salze für eine begleitende Selbstmedikation an.

Bei einer fortgeschrittenen Osteoporose liegt ein deutlich erhöhtes Bruchrisiko vor. Oftmals ist

schon viel gewonnen, wenn man das Fortschreiten stoppen oder verlangsamen kann.

In diesem Fall kann eine rein naturheilkundliche Behandlung das Risiko von Knochenbrüchen nicht schnell genug senken. Daher ist unter Umständen eine konventionelle Behandlung mit knochenhärtenden Medikamenten (z. B. Bisphosphonaten) notwendig. Je nach Stadium der Osteoporose sind die möglichen Nebenwirkungen der Medikamente als geringfügiger einzuschätzen als das Risiko einer Fraktur mit all ihren Folgen (Operation, Bettlägerigkeit).

Darüber hinaus bleiben auch im Falle einer konventionellen Behandlung alle anderen Maßnahmen (Bewegung, Ernährung usw.) von ausnehmender Wichtigkeit!

2. Homöopathie

Es gibt verschiedene homöopathische Mittel, um eine Osteoporose unterstützend zu behandeln. Auf den folgenden Seiten wollen wir Ihnen einige bewährte Mittel kurz vorstellen.

Hekla lava

Hekla lava wird aus der Lavaasche des Hekla, des bekanntesten Vulkans auf Island, hergestellt. Hekla lava ist ein besonders gutes Beispiel für das Ähnlichkeitsprinzip der Homöopathie: Dem Kranken wird ein Mittel in potenzierter Form gegeben, das beim Gesunden ähnliche Symptome auslöst:

Im 19. Jahrhundert besuchte der Londoner Arzt James John Garth Wilkinson Island und stellte erstaunliche gutartige Knochenneubildungen der Kiefer bei den Schafen fest, die auf mit Asche übersähten Wiesen geweidet oder das mit Asche belastete Wasser aus Bächen getrunken hatten. Heute weiß man: Die Asche des Hekla enthält in hohem Maße Fluorverbindungen, welche während des Ausbruchs adsorbiert werden. Diese Verbindungen haben einen deutlichen Effekt auf

das Knochenwachstum von Säugetieren. Im Übermaß aufgenommen führen sie zu Knochenwucherungen.

Die Asche des Hekla ist die Ausgangssubstanz für das homöopathische Arzneimittel Hekla lava. Die Vergiftungen, die durch die Asche ausgelöst werden, weisen bereits deutlich darauf hin, dass Hekla lava dann angezeigt ist, wenn es Probleme mit der Knochenbildung und dem Knochenwachstum gibt. Diese Anwendung konnte von vielen Homöopathen bestätigt werden. Der Homöopath Hering beispielsweise nannte schon in der Frülizeit der Homöopathie kariöse Zähne, Erkrankungen des Kieferknochens, Zahnfleischgeschwüre, Knochenkaries, Tumoren in der Kieferhöhle als Anwendungsgebiete. In der Folgezeit wurden immer wieder Einzelfallberichte veröffentlicht, in denen Hekla lava bei verschiedensten Knochenerkrankungen bis hin zu Osteosarkom, Rachitis und Zahnfleischabszessen eingesetzt wurde.

Hekla lava eignet sich zur kurmäßigen Behandlung einer beginnenden Osteoporose. Besonders hilfreich ist es auch bei den Nebenwirkungen einer Bisphosphonat-Therapie (Kieferzysten) und bei begleitenden rheumatischen Beschwer-

den. Lohnend ist auch die Anwendung beim Fersensporn.

i Empfehlungen zur Einnahme von Hekla lava: Hekla lava D6, 3 x tgl. 1 Tbl. über 3 Wochen, dann 1 Woche Pause, dann 3 x tgl. 1 Tbl. über 3 Wochen, dann 1 Woche Pause. Wiederholungen dieses Zyklus sind je nach Beschwerdesymptomatik möglich.

Calcium carbonicum

Auch das homöopathische Arzneimittel Calcium carbonicum kommt für die Osteoporosebehandlung infrage.

Der homöopathische Calcium carbonicum-Typ ist eher korpulent, schwitzt leicht, speziell am Hinterkopf im Schlaf. Weitere typische Calcium carbonicum-Symptome sind: Verlangen nach (weichen) Eiern, Unverträglichkeit von Milch und Karotten und Knieschmerzen beim Hocken. Bei Calcium carbonicum-Patienten werden nicht selten Hüftdysplasien beobachtet. Besserung der Beschwerden tritt ein durch Bewegung ohne Anstrengung – damit wären in Punkto Sport bei diesen Patienten Radfahren oder Schwimmen günstiger als Joggen.

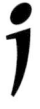

Empfehlungen zur Einnahme von Calcium carbonicum: Calcium carbonicum D12, 2 x tgl. 1 Tbl. über 3 Wochen, dann 1 Woche Pause, dann 2 x tgl. 1 Tbl. über 3 Wochen, dann 1 Woche Pause. Wiederholungen dieses Zyklus sind je nach Beschwerdesymptomatik möglich.

Strontium carbonicum

Strontium-Verbindungen sind Bestandteil der konventionellen Osteoporose-Therapie. Homöopathisch wird Strontium carbonicum D12 schon lange bei Knochenerkrankungen angewandt. Speziell Patienten mit begleitender Arteriosklerose und/oder erhöhtem Blutdruck profitieren nach homöopathischer Erfahrung besonders von Strontium carbonicum. Im Gegensatz zu den meisten anderen homöopathischen Osteoporosemitteln besteht zumeist ein ausgesprochenes Verlangen nach Milch.

Empfehlungen zur Einnahme von Strontium carbonicum: Strontium carbonicum D12, 2 x tgl. 1 Tbl. über 3 Wochen, dann 1 Woche Pause, dann 2 x tgl. 1 Tbl. über 3 Wochen, dann 1 Woche Pause. Wiederholungen dieses Zyklus

sind je nach Beschwerdesymptomatik möglich.

Homöopathische Kombinationsmittel

Neben diesen drei Einzelmitteln gibt es homöopathische Kombinationsarzneimittel (Komplexmittel), in denen eines oder mehrere der beschriebenen Mittel mit weiteren Arzneistoffen kombiniert sind: mit Symphytum (Beinwell), Alchemilla vulgaris, (Frauenmantel), Equisetum (Ackerschachtelhalm) oder Bambusa. Zu diesen Kombinations-Mitteln zählen Steirocall, OST Heel, Ranocalcin oder Symphytum Similiaplex. Diese Auflistung erhebt keinen Anspruch auf Vollständigkeit. Es empfiehlt sich eine fachkundige Beratung.

3. Dr. Schüßler Salze

Die Therapie mit Mineralsalzen nach Dr. Schüßler wurde von dem homöopathischen Arzt Wilhelm Heinrich Schüßler entwickelt. Die 24 Präparate werden zumeist mit ihrer Nummer benannt. So steht etwa Schüßler Salz Nr. 7 für den Wirkstoff Magnesium phosphoricum, Schüßler Salz Nr. 11 für Silicea und Schüßler Salz Nr. 24 für Arsenum jodatum.

Schüßler war der Überzeugung, dass die Ursache von Krankheiten in einem Defizit oder einer Funktionsstörung vor allem von zwölf Mineralsalzen im menschlichen Körper bestand.

Mit Schüßler Salzen lässt sich auch der Knochenstoffwechsel verbessern, sie eignen sich auch zur Vorbeugung. In Frage kommen die im Folgenden genannten Salze.

Calcium fluoratum (Nr. 1)

Calcium fluoratum steht in besonderer Beziehung zu Zahnschmelz, der Oberfläche der Knochen, den elastischen Fasern und der äußersten Schicht der Haut, der Epidermis.

Es wird eingesetzt bei Elastizitätsverlust der Blutgefäße, bei Knochen- und Zahnerkrankun-

gen, die den Zahnschmelz betreffen. Calcium fluoratum sorgt für Festigkeit und gleichzeitig für Elastizität. Es wird im biochemischen Vokabular auch als „Weich- und Hartmacher" bezeichnet.

Ist der Calcium fluoratum-Stoffwechsel im Organismus gestört, kann es zu Gewebeverhärtungen (z. B. Hornhaut) oder zu Gewebeerschlaffung (Falten, Organsenkung) kommen.

Ein eigenartiges Symptom bei Calcium fluoratum ist das Jucken von Narben.

Calcium phosphoricum (Nr. 2)

Calcium phosphoricum (Kalziumphosphat) bildet die harte Knochenmasse und wirkt auf die Zellgrenzmembranen.

Eingesetzt wird es zum Aufbau von Knochen und Zähnen, hier vor allem zur Anregung der Mineralisation, z. B. in Wachstumsphasen, oder zur Knochenheilung nach Brüchen. „Wachstum und Brüche" sind daher eine gute Merkhilfe, um sich die Funktion von Calcium phosphoricum zu verdeutlichen. Außerdem wird es zur Regeneration von Zellen, zur Blutgerinnung und für die Muskelaktivität benötigt. Calcium phosphoricum

gilt in der Schüßlerschen Biochemie als Aufbaumittel, das kräftigend wirkt und die Neubildung der Zellen anregt.

Aus dem homöopathischen Arzneimittelbild sind das starke Verlangen nach Salami-Wurst und häufig Milchunverträglichkeit erwähnenswert, auf der psychischen Ebene wird Calcium phosphoricum mit dem Zappelphilipp assoziiert.

Silicea (Nr. 11)

Silicea, die Kieselsäure, hat einen besonderen Bezug zu Haaren, Haut, Nägeln und Bindegewebe. Es stärkt Sehnen, Knorpel und Knochen. Silicea sorgt dafür, dass Kalzium als Baustoff für die Knochen aus der Nahrung besser aufgenommen werden kann.

Silicea als biochemisches Mittel Nr. 11 wird auch als „Biochemisches Kosmetikum" bezeichnet, da es all das stärkt, was der Schönheit dient: Haut (und Schleimhäute), Nägel und Haare. Es stärkt Sehnen, Bänder und Knochen und ist schließlich auch für das Immunsystem von Bedeutung. Es wird zudem eingesetzt, wenn es zu Eiterungen oder einem Übermaß an Harnsäure im Organismus kommt.

Die beschriebenen Eigenschaften kennzeichnen vor allem den Einsatz von Silicea bei chronischen Beschwerden und erklären daher nicht immer die im Folgenden genannten Anwendungen. Wer sich jedoch intensiver mit der Biochemie nach Schüßler befassen möchte, sollte Silicea als Mittel mit Bezug zu Haaren, Nägeln und Bindegewebe in Erinnerung behalten.

Das Bindegewebe hat viel mit dem Lymphsystem zu tun, so dass es bei einer Fehlfunktion auch zu Eiterungen, Blutergüssen, Gicht und Rheuma kommen kann.

i Empfehlungen zur Einnahme von Schüßler Salzen als Kur in allen Stadien der Osteoporose:

1. Woche: Calcium phosphoricum D6, 2 x tgl., 1 Tabl.
2. Woche: Calcium fluoratum D12, 2 x tgl., 1 Tabl.
3. Woche: Silicea D12, 2 x tgl., 1 Tabl.
4. Woche: Pause

Dann wieder vorn beginnen. Die Kur dreimal wiederholen.

4. Sturzprophylaxe

Von älteren Menschen sagt man häufig, dass sie „hinfällig" würden, was durchaus wörtlich zu nehmen ist. Gerade ältere Menschen stolpern leichter, ihre Sehfähigkeit ist beeinträchtigt, sie leiden unter Schwindel, Gleichgewichtsstörungen oder sogar kurzen Ohnmachten.

Stürze können zu Frakturen führen, die wiederum Bewegungseinschränkungen und Bettlägerigkeit mit sich bringen, was eine Osteoporose auslösen oder beschleunigen kann. Daher muss bei einer vorliegenden Osteoporose unbedingt eine exakte Analyse des Sturzrisikos durchgeführt werden und die Sturzvermeidung im Therapiekonzept stehen. Bitte bedenken Sie: Jeder Sturz mit einer Fraktur erhöht das Risiko für weitere Frakturen.

Stürze führen nicht nur zu Knochenbrüchen, sondern auch zu vermehrter Unsicherheit und beeinträchtigen damit das Selbstbewusstsein.

Sollten Sie bereits unter einer Osteoporose leiden, so muss das wichtigste Ziel sein, Stürze zu vermeiden.

Grundkrankheiten behandeln

Wichtig ist, Krankheiten, die Stürze begünstigen, zu erkennen und zu behandeln. Unter anderem sollten die Augen regelmäßig kontrolliert werden, ebenso das Herz-Kreislaufsystem (Schwindelattacken). Sprechen Sie Ihre Medikamente mit Ihrem Hausarzt unter diesem Aspekt noch einmal durch.

i Folgende Krankheiten gelten als Risikofaktoren für Stürze: Parkinsonsyndrom, Arthrose, Muskelschwäche, Schmerzen, vermindertes Sehvermögen, Gang- und Gleichgewichtsprobleme, Herz-Kreislaufprobleme wie Blutdruckschwankungen oder Schwindel sowie Depressionen.

Gymnastik

Wer an Osteoporose leidet, muss in besonderem Maße Koordination und Gleichgewicht trainieren, um Stürze zu verhindern.

Für Senioren, die körperlich nicht mehr ganz so fit sind oder das Haus nicht mehr verlassen können, bieten sich Übungen für das häusliche Umfeld an.

Es gibt spezielle Übungen für Senioren, die Stabilität und Gangsicherheit stärken und die Sie Zuhause selbst lernen und durchführen können.

Johanna van Galen: *Gymnastik für Senioren –
Beweglich und standsicher mit 60 Übungen.*
Essen: KVC Verlag 2011

Für Sicherheit sorgen

Im Haushalt ist es von besonderer Bedeutung, mögliche Stolperfallen zu beseitigen. Dazu gehören Teppiche, Türschwellen, Kabel, hervorstehende Stuhlbeine usw. Auch ungeeignetes Schuhwerk, z. B. lose Pantoffeln und Hausschuhe oder Schuhe mit Schnürsenkeln, können zum Stolpern führen.

Daneben sind unebene, aber auch sehr glatte Böden problematisch, ebenso eine ungenügende Beleuchtung. Versuchen Sie, die häusliche Umgebung so einzurichten, dass Sie stets gut sehen können, Stolperfallen beseitig werden und in problematischen Bereichen Hilfsmittel eingesetzt werden wie z. B. Haltegriffe (Badewanne), Badezimmerstuhl zum Waschen etc.

Darüber hinaus kann das Frakturrisiko durch das Tragen von so genannten „Hüftprotektoren" (in die Unterwäsche eingenähte dünne Kunststoffschalen) herabgesetzt werden. Erkundigen Sie sich im Sanitätsfachhandel.

Anhang

Ausgewählte Literatur und Quellen

Appleby, P. et al.: Comparative fracture risk in vegetarians and nonvegetarians in EPIC-Oxford. Eur J Clin Nutr. 2007; 61 (12): 1400–1406.

Bartl, R.: Osteoporose. Prävention, Diagnostik, Therapie. Stuttgart: Thieme Verlag; 4. Auflage 2010.

Bennell, K. L. et al.: Effects of an exercise and manual therapy program on physical impairments, function and quality-of-life in people with osteoporotic vertebral fracture: a randomised, single-blind controlled pilot trial, in: BM Musculoskeletal Disorders 2010, 11: 36.

Burgerstein, U. P.; Schurgast, H.; Zimmermann, M. B.: Burgersteins Handbuch Nährstoffe. Stuttgart: Haug Verlag; 12. überarbeitete Auflage 2012.

Duke, J. A.: Heilende Nahrungsmittel. Wie Sie Erkrankungen mit Gemüse, Kräutern und Samen wegessen. München: Goldmann Arkana; 2010.

Elmadfa, I.; Aign, W. et al.: Die große GU Nährwert Kalorien Tabelle; München: Gräfe und
Unzer Verlag 2013.

Food and Drug Administration, FDA (2010):
FDA Drug Safety Communication: Safety up-
date for osteoporosis drugs, bisphosphonates,
and atypical fractures, www.fda.gov/Drugs/
DrugSafety/ucm229009.htm.

Kumar, S.: Serum mineral status and climacteric
symptoms in perimenopausal women before
and after Yoga therapy, an ongoing study. J
Midlife Health. 2013; 4 (4): 225–229.

Lee, M.S. et al.: Tai chi for osteoporosis: a sys-
tematic review. Osteoporos Int. 2008; 19: 139–
146.

Matejka, R.: Osteoporose verhindern – ohne
Hormontabletten! Naturarzt. 2005; 4: 8–10.

New, S. A.: Intake of fruit and vegetables: impli-
cations for bone health. Proc Nutr Soc. 2003;
62 (4), 889–899.

Sahni, S. et al: Milk and yogurt consumption are
linked with higher bone mineral density but
not with hip fracture: the Framingham Off-
spring Study. Arch Osteoporos. 2013; 8 (0):
119.

Schmiedel, V.: So bleiben Ihre Knochen stark!
Mit gesunder Lebensweise gegen Knochenschwund. Naturarzt. 2007; 11: 8–11.

Schneider, M.: Osteoporose – Neues und Be-
währtes bei der Behandlung von Osteoporose
Heilpraktiker und Volksheilkunde. 2010; 6:
12–16.

Smith AM: Veganism and osteoporosis: a review
of the current literature. Int J Nurs Pract. 2006;
12 (5), 302–306.

Tüzün, S. et al.: Yoga might be an alternative
training for the quality of life and balance in
postmenopausal osteoporosis. European
Journal of Physical and Rehabilitation Medi-
cine. 2010; 46, 1: 69–72.

o. Verf.: Ganzköpervibrationstherapie bei Osteoporose. EHK. 2011; 60: 77–83.

o. Verf.: Veganer haben ein höheres Knochenbruchrisiko. Der Heilpraktiker. 2011; 2: 39

Vitamine und Spurenelemente: Vorkommen in Lebensmitteln

Mineralien und Vitamine	In pflanzlichen Produkten	In tierischen Produkten
Kalzium	Sesam, Sojabohnen, Mandeln, Haselnüsse, Grünkohl, Feigen (getrocknet), Rucola, Spinat, Kräuter, Braunhirse, mit Kalzium angereicherte Milchersatzprodukte (Sojamilch, Reismilch, Hafermilch), Tofu	Vollmilch und Milchprodukte
Vitamin A **Achtung:** Vitamin A reichert sich im Organismus an.	Süßkartoffeln, Karotten, Honigmelonen, Spinat, Aprikosen (auch Trockenaprikosen), Pfirsiche, Grünkohl, rote Paprika, Möhrensaft	Eier, Vollmilch und Milchprodukte, Käse (z. B. Camembert, Chester); fette Fische: Makrele, Thunfisch

Mineralien und Vitamine	In pflanzlichen Produkten	In tierischen Produkten
Vitamin B6	Kartoffeln, Vollgetreide, Bananen, Linsen, Bierhefe, Spinat, Avocado, Ölsaaten, Walnüsse, Cashewnüsse,	Fisch, Geflügel
Folsäure (Vitamin B9)	Weizenkeime, Rote Bohnen, Sojabohnen, Weizenkleie, Spinat, Brokkoli, grünes Blattgemüse, Bierhefe, Rote Bete, Walnüsse, Mais	Milchprodukte
Vitamin B12 **Merke:** Für die Aufnahme ist eine gute Magenfunktion erforderlich!	Sauerkraut!	Eier, Vollmilch und Milchprodukte, harter Käse (z. B. Emmentaler), Fleisch, Fisch

Mineralien und Vitamine	In pflanzlichen Produkten	In tierischen Produkten
Vitamin C	Acerola, Papaya, Brokkoli, Rosenkohl, Orange, Erdbeeren, grüne Paprikaschoten, Grapefruit, Kartoffeln, schwarze Johannisbeere, Kiwi	
Vitamin D	Champignons, Avocado	Fette Seefische: Lachs, Thunfisch, Hering, Sardinen; Eier, Vollmilch und Milchprodukte, Hartkäse
Vitamin K	Petersilie, Schnittlauch, Spinat, Rosenkohl, Bohnen, Erbsen	Milch, Quark, Hähnchenfleisch

Rezepte

Grünkohl orientalisch

Zutaten (für 4 Personen)

100 g rote Linsen
750 g Grünkohl
200 g Zwiebeln
2–3 Knoblauchzehen
1 rote Paprika
1 gelbe Paprika
2 EL Olivenöl
1½ EL Curry
½ TL Kardamom
100 ml Gemüsebrühe
120 g Fetakäse
60 g geröstete Pinienkerne
½ TL Salz
1 Msp Pfeffer

Zubereitung

Linsen in kaltem Wasser 30 Minuten einweichen. Strunk der Grünkohlblätter entfernen, gründlich waschen. In einem großen Topf mit kochendem Salzwasser 2 Minuten blanchieren, abgießen, mit kaltem Wasser abspülen, abtropfen lassen.

Zwiebeln und Knoblauch schälen, fein würfeln. Paprikaschoten putzen, waschen, würfeln. Zwiebeln und Knoblauch in mäßig heißem Olivenöl andünsten, Curry und Kardamom zugeben, kurz mitdünsten. Paprika zugeben und 2 Minuten garen. Grünkohl und abgetropfte Linsen zufügen, Brühe angießen, weitere 3 Minuten garen. Würzen. Zum Schluss den Schafskäse würfeln und unterheben und die gerösteten Pinienkerne darüber streuen.

Dazu schmeckt körniger Basmati-Vollkornreis oder Naturreis.

Grünkohlsalat

Zutaten (pro Person)

225 g Grünkohl
1 kleine Schalotte
1 EL Weißweinessig
½ EL Honig
½ EL Olivenöl
Salz, Pfeffer
½ Granatapfel
1 EL Pinienkerne
25 g Parmesan, frisch gerieben oder gehobelt

Zubereitung

Grünkohl waschen, putzen und zerkleinern. Schalotten schälen, fein hacken, mit Essig, Honig, Öl, Salz und Pfeffer in eine große Schüssel geben. Grünkohl unterheben und gut abgedeckt über Nacht im Kühlschrank ziehen lassen. Zum Servieren auf einen Teller geben und mit Granatapfelkernen, gerösteten Pinienkerne und Parmesan garnieren (nach www.womenshealth.de).

 Es ist wichtig, den Grünkohl roh zu marinieren und ziehen zu lassen, damit er leichter verdaulich wird, z. B. mit einer Marinade mit Sojasoße. Sehr gut schmeckt ein Grünkohlsalat mit Sojasoßen-Dressing mit Rosinen und Schafskäse. Er soll so viel Kalzium enthalten wie 3 Gläser Milch!

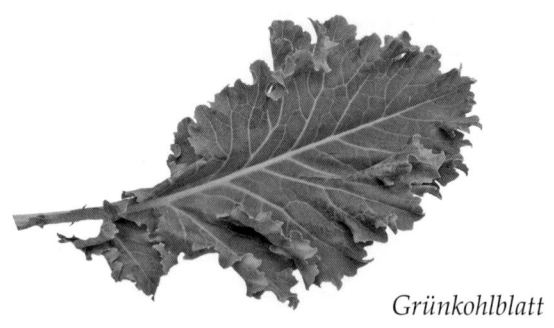

Grünkohlblatt

Wildkräuterpesto

Zutaten (für 4 Portionen)

2 Handvoll Kräuter (Petersilie, Bärlauch, auch in Kombination mit Basilikum)
2 EL Pinienkerne, geröstet, alternativ Cashewkerne
2 Knoblauchzehen
2 EL Parmesan, gerieben
1/8 Liter Olivenöl (ggs. mehr, es soll eine geschmeidige, leicht grobe Paste entstehen)
Salz, Pfeffer

Zubereitung

Kräuter waschen und trocken tupfen, Pinienkerne rösten, Knoblauchzehen zerdrücken, alles im Mörser zerreiben, nach und nach Olivenöl zugeben, am Ende Parmesan unterrühren.

Petersilie mit Knoblauch und Zitrone

Ein leckerer Dipp – zum Brot oder auf der Pasta – ist eine Mischung aus gehackter Petersilie, gepresstem Knoblauch, in feine Ringe geschnittenen Frühlingszwiebeln, alles mit Zitronensaft beträufelt.

Ein besonderes Plus: Das Eisen der Petersilie, die zudem besonders viel Chlorophyll enthält, wird durch den Zitronensaft besonders gut aufgenommen.

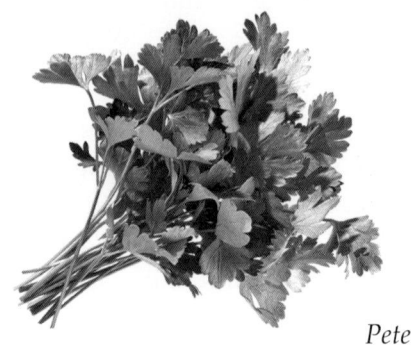

Petersilie

Hummus

Zutaten (für 4–6 Portionen)

1 Glas oder 1 kleine Dose Kichererbsen
2 EL Tahin
Saft einer großen Zitrone
1 Knoblauchzehe, gepresst
2 TL Olivenöl
½ TL Salz
½ TL Cumin
2–3 TL Wasser
Paprikapulver und Olivenöl zum Garnieren

Zubereitung

Das Tahin mit dem Zitronensaft verrühren. Olivenöl, Knoblauch und Salz etwa 1 Minute pürieren. Kichererbsen dazugeben und pürieren, bis die Masse keine Stücke mehr enthält. Tahin unterrühren, abschmecken und mit Paprika und Olivenöl anrichten.

Feigenmus mit Mandeln

Zutaten (für 4 Portionen)

100 g getrocknete Feigen
30 g geriebene Mandeln
Zimt

Zubereitung

Die Feigen mit Wasser bedecken, mindestens 1 Stunde einweichen lassen und mit etwas Einweichwasser pürieren. Die geriebenen Mandeln mit dem Feigenmus vermischen, bis eine streichfähige Paste entsteht. Zum Schluss das Mus mit Zimt abschmecken.

Dieser Aufstrich ist ca. 1 Woche im gut verschlossenen Glas im Kühlschrank haltbar.

Grüne Smoothies

Die folgenden drei Rezepte dürften als besonders „knochengesund" gelten. Bei der Zubereitung sollten Sie darauf achten, vom Grünkohl den Strunk zu entfernen; sonst wird der Geschmack zu dominant. Grünkohl passt nicht gut zu Staudensellerie oder Ingwer – er braucht immer weiche und vollmundige Früchte als aromatische Gegenspieler.

Grundsätzlich gilt beim Kreieren von Smoothies aber: Man kann seiner Phantasie freien Lauf lassen und sollte auf den eigenen Geschmack hören. Die Rezepte verstehen sich als Inspiration und können natürlich angepasst werden, z. B. durch mehr Grünes oder mehr Früchte oder auch mehr Wasser.[6]

Zubereitung

Alle Zutaten in den Mixer geben und so lange pürieren, bis keine Stücke mehr enthalten sind.

---

[6] Die drei Rezepte für die grünen Smoothies wurden uns freundlicherweise von der Berliner Firma Grüne Smoothies GmbH für dieses Buch zur Verfügung gestellt (www.gruenesmoothies.de).

„I love Kale"

Zutaten (ca. 1 Liter)

2 Handvoll Grünkohl ohne Strunk
1 Handvoll Spinat
1 Banane
1 Avocado
1 Orange
1 Kaki
ca. 300 ml Wasser

Tropikale

Zutaten (ca. 1 Liter)

5–6 Blätter Grünkohl ohne Strunk
1 Handvoll Postelein oder Salat
1 große Banane
1 Apfel
1/2 Mango
1/3 Ananas
1/8 Zitrone
ca. 300 ml Wasser

Grüne Himbeere

Zutaten (ca. 1 Liter)

7 Blatt Grünkohl ohne Strunk
7 Blatt Feldsalat
125 g Himbeeren (frisch oder tiefgefroren)
2 reife Äpfel oder Birnen
1 Banane
1 kleine Handvoll Rosinen oder Datteln (möglichst Rohkost)
Saft von ¼ Zitrone
ca. 500 ml Wasser

Unter www.gruenesmoothies.de finden Sie zahlreiche Rezepte und Anregungen.

* * *

Weitere gesunde Rezepte finden Sie auch in unseren Ratgebern:

A. Paul, S. Bosmann: Vegetarisch vollwertig kochen. Essen: KVC Verlag 2013

A. Kerckhoff, D. Schimpf: Die Heilkraft der Gewürze. Essen: KVC Verlag 2015

S. Kumar, S. Geisler: Heilsame indische Küche. Essen: KVC Verlag 2015

Die Autorin

Dr. Annette Kerckhoff, BSc Komplementärmedizin und European Master of Health Promotion, Lehrbeauftragte für naturheilkundliche Selbsthilfestrategien, Phytotherapie und Medizingeschichte, ist seit fast zwei Jahrzehnten auf die laienverständliche Vermittlung von Gesundheitswissen und Selbsthilfemaßnahmen spezialisiert. Sie hat zahlreiche Ratgeber und Patienteninformationen geschrieben und arbeitet für die Carstens-Stiftung : Natur und Medizin. Annette Kerckhoff hat diverse nebenberufliche Lehraufträge an der Hochschule für Gesundheit & Sport, Technik & Kunst (Berlin und Ismaning) und der Hochschule Coburg.

Die Autoren

Dr. Michael Elies ist seit 1986 in eigener Praxis als Facharzt für Allgemeinmedizin, Naturheilverfahren, Akupunktur und Homöopathie niedergelassen. Praxisschwerpunkt ist die komplementäre Schmerztherapie. Er ist seit 1989 Lehrbeauftragter für Geschichte und Entwicklung der Homöopathie an der Heinrich-Heine-Universität

Düsseldorf und seit 1991 Mitglied der Arzneimittelkommission D beim BfArM (früher BGA) Bonn. Dr. Elies ist langjähriger Dozent der Deutschen Ärztegesellschaft für Akupunktur (DÄGfA), von der er 1989 den Dr. Bachmann-Preis erhielt. Er ist Autor zahlreicher Fachbücher und Ratgeber und seit vielen Jahren beratender Arzt von Carstens-Stiftung : Natur und Medizin.

Dr. Eckard Krüger, M.Sc., Facharzt für Allgemeinmedizin mit Zusatzqualifikationen Geriatrie, Naturheilverfahren, Homöopathie und Rettungsdienst, ist Chefarzt der Abteilung für Akutgeriatrie und Frührehabilitation an der Klinik Naila in Oberfranken. Er ist in achtsamkeitsbasierten Therapieansätzen (Achtsamkeitsbasierte Verhaltenstherapie, Achtsamkeitsbasierte Stressbewältigung) ausgebildet und als Dozent und Ausbilder in der Gesellschaft für Idiolektik und Gesprächsführung. Achtsamkeit und Idiolektik sind auch Inhalte seiner Publikationen.